Health Password

心脏健康
密码

主编 晋军

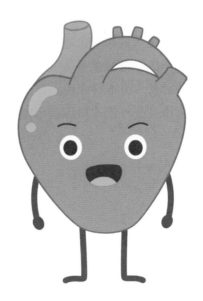

人民卫生出版社
·北京·

科室介绍

　　中国人民解放军陆军军医大学第二附属医院（重庆新桥医院）心血管内科成立于 1953 年，经过几代人的不懈努力和勤奋耕耘，现已发展成为集医、教、研于一体的心血管专业国家高等学校重点学科、国家临床重点专科、全军心血管病研究所、重庆市心血管疾病研究所、高原医学全军临床重点专科、重庆市科普基地。形成了以心力衰竭、心律失常、瓣膜病、冠状动脉粥样硬化性心脏病、高原心血管疾病的防治等为代表的学科特色。心血管内科开展心血管病介入治疗历史悠久、技术成熟，规模和水平位于全国第一方阵；同时开设了内科学、心血管系统疾病学、高原疾病学、诊断学、介入放射学等多门课程。作为国家心血管病专科医师、住院医师、介入医师规范化培训基地，培养了大批、多层次、优质的医学人才。心血管内科获国家科技进步二等奖 2 项、中华医学科技奖一等奖 1 项、军队及省部级各类成果奖 7 项；获国家级一流本科课程、军队精品课程、重庆市一流本科课程及重庆市高校一流本科课程示范案例，获军队级教学成果一等奖。

心脏健康密码

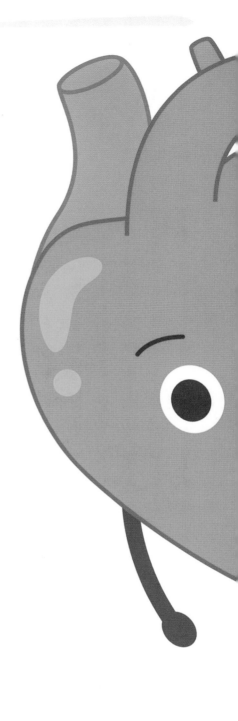

主　审

韩雅玲　中国人民解放军北部战区总医院
中国工程院院士，中华医学会心血管病学分会主任委员

黄　岚　中国人民解放军陆军军医大学
　　　　第二附属医院
中华医学会心血管病学分会副主任委员

主　编
晋　军

副主编

宋元彬　　秦浙学　　李小庆　　杨　杰

王　珂　　贾倩羽

编　者（按姓氏笔画排序）

马弋力	王　宇	王　勇	王禄玉
毛　琦	代　芬	成　然	吕海霖
刘　川	刘　婷	李　平	李佑美
杨媛淇	肖　寒	吴亚希	张　辰
张　邑	张玉琳	张丽敏	陈运龙
罗小林	罗晓宇	赵茂宇	胡海明
顾文竹	徐　景	高旭滨	曾　颖
解　力	樊　宇	潘文旭	戴秋月

序 言

心血管疾病给社会、家庭和个人带来了严重的负担，也是导致生命年损失的主要原因之一。预防心血管疾病和救治心血管疾病的患者，是文明社会高度发展的任务之一。

越来越多的青壮年因为罹患心血管疾病而丧失劳动能力甚至过早离世，给患者家庭带来了巨大的伤痛与负担。社会经济也因心血管疾病高发病率和高死亡率受到影响。我国每年因心血管疾病而离世的人高达 260 万，相当于一个优秀短跑运动员完成 100 米跑的工夫（11.68 秒左右）就有一个人因心血管疾病去世，这个数据目前还没有减少的趋势，相反，年轻化的趋势却越来越明显。

参与心血管疾病防治的工作者们研究发现，影响心血管疾病发生的因素中，最为重要的不是遗传因素和其他因素，而是生活方式是否健康！影响健康和造成死亡前十位的危险因素依序为高血压、吸烟、高钠饮食、颗粒物空气污染、高空腹血糖、高低密度脂蛋白胆固醇、高体质指数、全谷食物摄入比例过低、水果摄入不足和饮酒。仅高血压每年造成超过 250 万的人死亡。这些危险因素与生活方式密不可分，属于可改变因素。**面对我国心血管疾病年轻化的趋势，借本书出版之际，我呼吁：须重视家庭健康教育！家庭对人们尤其是青少年的生活方式养成极为重要。**年轻的父母们不仅自己需要了解威胁健康的因素，掌握心血管疾病的家庭救治技能，还要关注、维护家庭所有成员的健康。培育年轻的一代从小建立健康的观念和养成不吸烟、健康饮食、保持健康体重、爱运动和心理健康的生活方式。占我国心血管疾病谱前列的高血压、冠心病的发生都与动脉粥样硬化有关，医学研究也已证明动脉硬化的发生很多是从青少年时期开始的，这个阶段的动脉硬化因为患者早期没有症状而隐匿发展，到了成年阶段，因为各种原因而发展为影响心、脑等重要脏器的严重疾病，最终可能导致严重后果甚至死亡。所以从小开始注意心血管疾病危险因素的影响，对于减少我国心血管疾病的整体发病率至关重要，做到有目的地养成有利于健康的生活方式。

全国各级心血管医务工作者，应该把科普当成本职工作，自觉地利用各种机会，以各种方式把防病、治病的知识和理念传播给大众，从上游减少心血管疾病的发生，最大限度地提高我国居民健康水平。陆军军医大学第二附属医院心内科同行组织编写这本书就是很好的事情，应当鼓励和支持。

中国工程院院士
中华医学会心血管病学分会主任委员
中国人民解放军北部战区总医院全军心血管病研究所所长

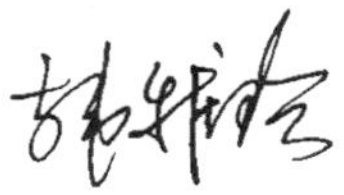

2022 年 12 月

序　言

　　心血管疾病已经成为影响人类健康的首要因素，我国亦不例外。医务工作者的任务是通过各种努力减少过早死亡，控制和减少心血管疾病的发生和因此导致的死亡。遗憾的是，这项任务的完成仅靠医疗工作远远不够，需要全社会的共同参与。**把维护健康作为每个人的自主行为十分重要，而这需要让公众充分了解导致心血管疾病的危险因素，心血管疾病发生、发展的基本规律和其救治原则；了解个人及家庭如何安排患者的起居生活，在发生紧急情况时如何急救和送医。本书就是为了这一目的而创作的。**作为一线心血管医疗工作者，我们平时在门诊和病房曾无数次回答过诸如此类的问题："为什么我会得这个病？""怎样才能预防罹患心血管疾病？""得了这样的病，平常生活应该注意些什么？""发病时该怎么办？"

　　我们把这样的问题集中起来，依据疾病的预防、治疗和急救做系统的医学知识普及。希望能够为提高我国公民的健康意识、普及健康知识和提高个人保持健康的能力做些工作。

　　毋庸置疑，降低我国心血管疾病的发病率、减少因心血管疾病导致的过早死亡依旧任重道远，不仅医务工作者义不容辞，而且需要全社会以及每个个体重视和付诸行动。我们真切地希望这本书能够在这方面发挥作用。

中华医学会心血管病学分会副主任委员

中国人民解放军陆军军医大学第二附属医院心内科教授

主任医师

2022 年 11 月

前 言

每位患者都希望通过医师了解，他们为什么会患病；也希望知道，他们的病怎样才能好得更快，怎么治疗才能获得满意的疗效。这样的问题，每天由不同的患者和家属提出，答案却有共同之处。每一位医师都无数次回答过类似的问题。

回答患者的问题、解除患者的疑惑是医师的职责，是分内之事。但背后的问题是：从大众的角度，需要什么样的知识普及才能最大程度地让他们保持生活健康，才能让他们得到快速、有效的治疗？这些疾病的专业知识学校很少教授，网络上又有许多无法辨明的信息，不少患者相信了社会上口口相传的虚假信息，没有及时到医院对疾病做出准确的诊断，没有获得正确的治疗，结果一般疾病发展成了顽疾、可控病症发展为引发严重并发症的复杂疾病、功能失衡的代偿阶段进展到结构性失用阶段，给疾病的诊疗造成了巨大困难，患者家庭也因此背负了沉重的包袱。患者之所以容易轻信网络和社会上没有科学依据的说辞，大多因为缺乏基本的科学常识和病急乱投医的无助心态。我们无端失去了保护健康、挽救生命的机会，也让一线的医务工作者感受到了挫败。

科学知识，尤其与公众生命息息相关的健康常识，其实是必不可少的需求，如果没有准确、有科学依据的知识普及，一些奇谈怪论甚至迷信观点就会乘虚而入，误导大众。由于清醒地认识到了这一点，我们的意见逐步统一：从一线临床医师的视角，把临床实践中患者经常提出的问题总结出来，分门别类，再以我们所掌握的医学知识和追踪的医疗进展，以简洁平实的文字，总结成文，编成此书。

心血管疾病已成为影响我国居民健康的主要疾病（没有之

一），而且短期内尚无逐渐减少甚至减缓增长的趋势。这也让我们在临床忙碌中忧心忡忡，一个人口大国正在成为心血管疾病患病人群的大国。国内外研究和临床实践告诉我们，要大幅度提高居民的心血管健康水平，减少因心血管疾病导致的生命年损失和死亡，仅仅依靠医务工作者在医院病房的努力是远远不够的，还需要切实减少引发心血管疾病的危险因素，需要切实提升患者及其家庭参与医疗、依靠科学防病治病的积极性和知识储备。**在影响居民心血管健康的因素中，大多属于可变的因素，比如膳食和运动、体重等，尽管遗传因素也有一定的作用，但遗传因素发挥作用也与生活方式有一定的关系，这是表观遗传学的研究结论。**国内外大量实例告诉我们，控制心血管疾病的危险因素对减少心血管疾病的发生有积极作用。而有效的医学常识普及对争取好的临床救治结局、减少因心血管疾病造成的死亡也有明显的作用。

有鉴于此，作为一线临床医师，作为心血管疾病防治的医务工作者，需要做的就是付诸行动了。因而，就有了此读本。

本书以通俗易懂的语言、简单明了的叙事方式、图文并茂的编排，把关于心血管疾病防治的基本常识按常见病分类，同时按危险因素、症状表现、日常管理和居家注意事项、紧急情况下的家庭救治应采用的策略和基本技术的顺序，进行了总结梳理，整理成

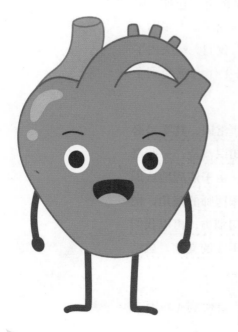

心脏健康密码
Xinzang Jiankang Mima

文。为的是满足普通读者的需求，对于家有心血管疾病患者或有家族病史的读者尤有参考价值。

医学进展极快，许多新近出现并行之有效的诊疗方式即便作为医务工作者也未必能尽数掌握，为此，我们还尽可能地根据我们的临床经验，结合不同疾病的诊治需要，简单介绍了有关诊疗技术的原理和优劣。

总而言之，我们希望通过这本书的出版，把我们的医疗常识推向更广的领域，帮助更多的公众，以提升我国公众的健康意识和科学认识，减少心血管疾病对我国公众身体健康形成的不利影响。

中国人民解放军陆军军医大学第二附属医院心内科主任

教授、主任医师

重庆市科学传播专家团首席科普传播专家

2022 年 12 月

目录

第七章　心脏瓣膜病

第八章　心肌炎

第九章　心肌病

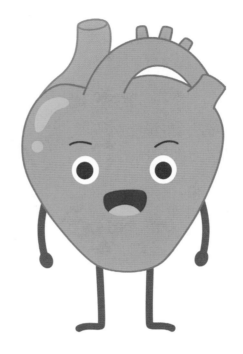

第 一 章

认识我们的心血管系统

第一节
心血管系统的正常结构

人体血管里的血液昼夜不停、奔流不息。心脏作为人体的"发动机"，将动脉血运送至全身每个角落，并由静脉血将二氧化碳等"代谢废物"运回心脏，再推送到肺里，使血液中的二氧化碳排出，血液获取氧气继而再次全身旅行，又流回心脏，循环往复。

心脏是人体中最令人惊奇的器官之一。作为体内最为勤奋的器官，它从人的胎儿期起直到死亡都在不断跳动。心跳就是心脏的节律收缩与舒张，心脏发挥了泵血作用，维持体内血液循环，参与血压、水电解质平衡的调节等生理活动，而这些功能的实现均离不开心脏的特殊结构。心脏的两侧是肺，

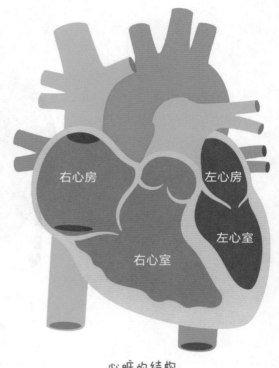

心脏的结构

心尖朝向左侧，心脏内部有4个腔，上半部分的左右心房接受血液，下半部分的左右心室将血液挤压、推送出去。心房与心室是相通的，瓣膜像门一样将心房与心室分隔开来，使血液保持正确的流向，防止血液倒流。

不被庸医所蒙蔽，不被邻居、同事的秘方、偏方所左右，不被不实的宣传所蛊惑，少走弯路，避免误入歧途，坚定地接受规范治疗，达到理想的治疗效果。

传导系统

　　心脏的传导系统亦是心脏的重要结构之一，心脏传导系统包括窦房结、结间束、房室结、房室束、左右束支和浦肯野纤维等。窦房结是正常心律的起搏点；心脏传导系统的功能是发生冲动并传导到心脏各部，使心房肌和心室肌按一定节律收缩。

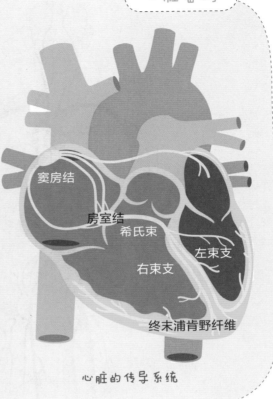

窦房结
房室结
希氏束
右束支
左束支
终末浦肯野纤维

心脏的传导系统

第二节
心血管系统是如何工作的

　　心血管系统，又称循环系统，由心脏、动脉、静脉和毛细血管组成，它们相互连接成网，形成一个闭合环道，血液在其中或急或缓地流动，与之同行的，除了机体所需的氧、营养细胞必不可少的物质，还有细胞产生的代谢产物，这些代谢产物不能被机体利用，甚至对机体有害。

　　心血管系统中各器官各司其职，促使血液沿着心血管系统循环往复，从而维持机体的正常活动。心脏各腔室压力、容积的变化以及心脏瓣膜的开闭等保证了心脏

3

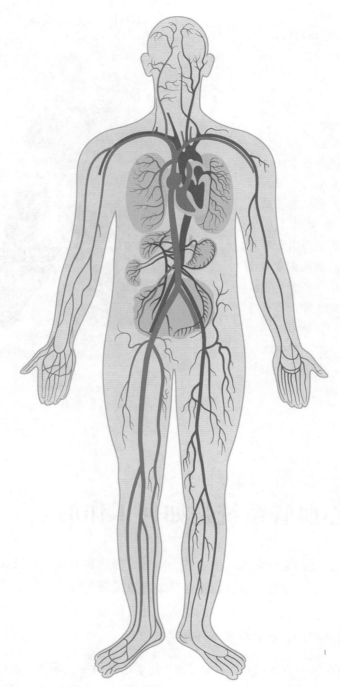

人体循环系统示意图

心脏健康密码
Xinzang Jiankang Mima

的节律性收缩与舒张，从而推动并维持血液的不断循环。动脉、静脉、毛细血管作为血液流通的管道，因其结构不同起着不同的作用，动脉管壁厚、管腔小、弹性大，故能承受心脏泵出的压力较高的血液，并借助平滑肌回缩，推动血液继续前行；静脉中有静脉瓣，能防止血液倒流；毛细血管管壁薄、通透性大、分布广，可使血流缓慢，从而保证血液与组织液间的物质交换。

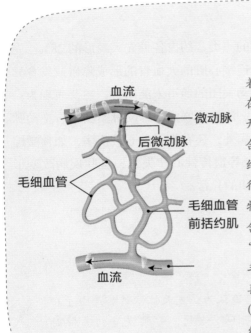

血流
微动脉
后微动脉
毛细血管
毛细血管前括约肌
血流

心脏密码

毛细血管

心脏是一个"动力泵"，控制着血液沿一定方向循环流动，血液在身体旅行一周约需20秒。血液离开心脏后，沿着密集的动脉网将氧合的血液送往全身各处，最终在毛细血管构成的毛细血管床与细胞进行氧气、营养物质、代谢产生的废物等物质交换，此时，血液已由富含氧的"青壮年"变为氧含量少的"中老年"。含氧少的血液再经由毛细血管床进入微静脉、小静脉，再汇入较大的静脉，最终由大静脉（即腔静脉）将这些含氧少且含有细胞代谢产物的血液运回了心脏。

若将循环路径再细分，则分为大循环（体循环）与小循环（肺循环）。动脉和静脉血管向全身供应血液的过程称为体循环；像体循环一样，肺循环也是起始和终止于心脏。肺循环将富含二氧化碳的静脉血由心脏输送到肺，通过肺的呼吸，二氧化碳被排出，静脉血重新变为富含氧的动脉血。氧合后的动脉血又流回心脏，并开始下一个体循环。如此周而复始地循环，是机体保持内环境稳态、进行新陈代谢、维持正常生命活动的基石。

第三节
心血管是如何生病的

随着国家的发展、社会的进步、老年化的加剧，我国心血管疾病的患者逐年增多。大家对心血管疾病并不陌生，冠心病、高血压都是常见的心血管疾病，那么心血管是如何生病的呢？心脏生病通常分为两大类，一是先天性心脏病，二是后天性心脏病。

先天性心脏病是先天性畸形中最常见的一类，约占各种先天畸形的28%。先天性心脏病是在胚胎发育时期由于心脏及连接心脏的大血管的形成障碍或发育异常而引起的解剖结构异常，或出生后应自动关闭的通道未能闭合，主要表现为：房间隔缺损、室间隔缺损、动脉导管未闭、法洛四联症、肺动脉瓣狭窄、主动脉缩窄等。除了心脏解剖异常的先天性心脏病外，还有先天性心脏疾病，如预激综合征、长QT间期综合征、Brugada综合征等遗传性心律失常，这些疾病改变了心脏正常的电传导系统，引起心脏跳动节律的异常。

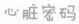

心脏密码

妊娠与先天性心脏病

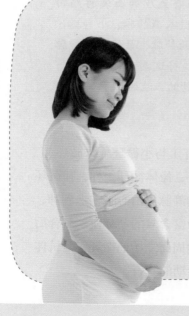

目前普遍认为，先天性心脏病是由于在妊娠的早期（4~8周，心脏发育的关键时期），妊娠期妇女受病毒感染、环境污染、药物影响、射线辐射等导致胎儿心脏发育受损或异常。因此，对于妊娠期妇女，尤其是妊娠前2个月，避免受到上述物理、化学因素的影响，是预防先天性心脏病的关键措施。随着优生、优育理念的不断推进，在妊娠期第22~24周行胎儿多系统超声检查，可以有效筛查先天性心脏病。

除了先天性心脏病外，心脏还受生活和工作中不良环境的影响，主要包括心脏受到病毒、细菌侵袭，受到应激刺激，长期高负荷运作，循环系统长期高脂、高糖水平等。如大家熟知的冠心病、高血压、心律失常中的绝大部分都属于这一类疾病。我们一起来了解一下生活中最常见的这几类心血管疾病是如何发生的。

高血压是如何发生的呢？其实高血压的病因很多，高血压是环境因素和遗传因素交互作用的结果，而环境因素是导致发病的主要机制。高钠盐摄入、高饱和

 心房颤动
脑栓塞的危险因素

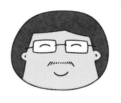

心房颤动（简称房颤）是最常见的心律失常。心脏瓣膜关闭不全、心力衰竭（简称心衰）、心肌病、甲状腺功能亢进和长期饮酒是我国房颤发生的主要诱因。正常心脏的节律受起搏点——窦房结的控制，窦房结发放冲动通过结间束传递到房室结，在传递过程中兴奋心房肌。正常的心房肌不具备自律性，当心房肌表现出自律性，则会持续出现房性逸搏心律。最常见的心房异位起搏点来自左心房与肺静脉连接的肌袖，通过对环肺静脉的肌袖行电隔离术可以有效地阻断异位电活动，从而达到治疗房颤的目的。

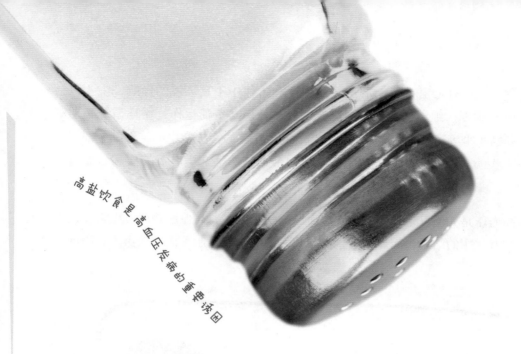

高盐饮食是高血压发病的重要诱因

脂肪酸摄入、低叶酸摄入、吸烟、饮酒等因素是我国原发性高血压发生的重要诱因。在这些危险因素的刺激下，血管活性物质分泌紊乱、肾素 - 血管紧张素 - 醛固酮系统过度激活、水钠潴留，使外周血管阻力增加、神经体液调节失衡，最终导致血压升高。年轻的高血压患者，病因常为血管的外周阻力增加，常表现为单纯的舒张压增高；而老年患者由于神经体液调节的异常和外周血管阻力增加的共同作用，常常表现为收缩压和舒张压均增高。因此，针对不同的高血压患者，由于其发病机制的差异，在药物治疗上也有所区别。

冠状动脉粥样硬化性心脏病（简称冠心病）是最常见的老年心血管疾病，随着生活水平的提高，冠心病患者逐渐年轻化。脂质代谢异常是冠心病最重要的危险因素，尤其是血液中低密度脂蛋白胆固醇的升高。此外，吸烟、熬夜、糖尿病和高血压也是其危险因素。当动脉血管内膜受损后，在脂质异常等危险因素的长期作用下，低密度脂蛋白通过受损的内皮进入血管壁内膜，并氧化形成氧化的低密度脂蛋白，对血管内膜造成损伤；同时炎症细胞浸润后血管内膜表面特性发生变化，吞噬了大量脂肪的巨噬细胞或平滑肌细胞转变为泡沫细胞形成早期的脂纹，并进一步演变为纤维斑块。斑块的出现导致了血管腔的狭窄，斑块的不

心脏健康密码
Xinzang Jiankang Mima

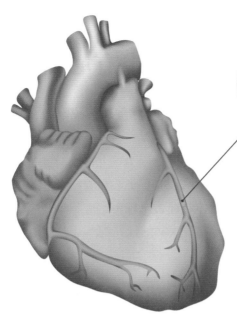

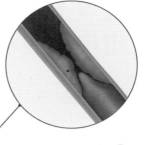

冠状动脉粥样硬化斑块引起冠状动脉严重狭窄，是诱发心绞痛和急性心肌梗死的原因

稳定性是发生心绞痛和心肌梗死（简称心梗）的重要诱因。因此，早期控制冠心病的危险因素是预防心绞痛和心肌梗死的主要手段，药物治疗是维持斑块稳定性、减缓疾病进程的重要措施。

综上所述，我们不仅介绍了先天性心血管疾病是如何发生的，也列举了环境因素导致的常见的心血管疾病。不良的生活习惯、精神心理因素、应激状态仍然是我国心血管疾病发生的主要诱因，尤其是青年人群更需要做到未病先防。

数据

心脏是心血管系统的核心，无论我们在工作还是休息，心脏都没有停止跳动，人的一生中，心脏跳动 20 亿～30 亿次。保护好心脏，就是保护好心血管系统。

第四节
出现哪些不适可能患有心血管疾病

　　心血管疾病是我国人群的首位死亡原因，也是最常见的危害健康和生命的疾病，具有发病率高、死亡率高、致残率高、复发率高、并发症重的特点。随着天气转冷，各个医院的心血管病房愈发热闹起来，因为三九严寒时，正是心血管相关疾病的高发时期，尤见于年老体弱或者既往有各类心血管疾病的人群。这类人群在日常生活中，须特别关注自己的身体状况，出现不适应尽早就医。那么在日常生活中，出现哪些不适可能是患有心血管疾病的征兆呢？

◎ 胸闷、胸痛

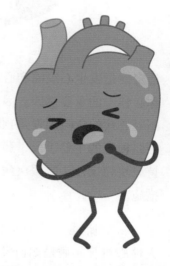

　　患者在情绪激动、体力活动、劳累时，出现胸闷、心前区胸骨后压榨性疼痛，伴有肩背部放射痛，甚至可能放射到左手无名指及颈部。休息 3 ~ 5 分钟，大部分患者症状能够缓解。舌下含服硝酸甘油后，大部分在 2 分钟内就能够缓解，这种情况常见于心绞痛发作。而心绞痛最典型的感觉就是像有石头压在胸口一样疼痛，此外，这种疼痛还可能出现在左肩、左颈部、下颌、胃部。当这种胸痛的症状持续不能缓解时，需警惕急性心肌梗死，心梗是常见的、致命的心血管疾病。当出现胸痛时，一定要及时去医院，让医师检查是否患有心梗。如果因为胃痛、肩膀痛去医院，必要时也应进行心电图检查，排除心梗。

◎ 心悸

　　心悸时，有些人会感觉心脏跳漏了一拍，也有人会突然感觉到一连串迅速、不规律的心跳。假如是偶然感觉到心悸，一般没有太大问题，多和劳累、精神状

晕厥

晕厥是一种突然的、短暂的意识丧失，可以自己恢复。出现这种情况，意味着脑供血出现了短暂的异常。晕厥的原因很多，在高血压患者中，这种情况很可能是短暂脑缺血发作，意味着中风的风险增加；一些严重的心律失常患者也可出现晕厥；肺栓塞患者的唯一症状也可能是晕厥。发生晕厥时一定要积极就医，明确诊断。

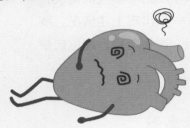

态有关。但如果心悸频繁发作，就可能是疾病的表现，像一些心律失常、甲状腺功能亢进（简称甲亢）等。在没有饥饿、劳累等情况时，出现心悸同时伴有头晕目眩的情况，很有可能是比较危险的心律失常，一定要重视。

◎ 疲乏

疲乏是在经历某些活动后，身体感觉劳累，没有力气。高血压患者如果经常无缘无故地感到劳累、疲乏，可能意味着心脏的功能出现了异常。建议尽快进行心脏的全面检查。

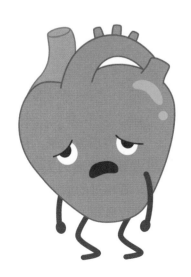

◎ 呼吸困难

不管是心脏病还是肺部疾病，都可能引起气喘、呼吸困难。对于高血压患者来说，更应该警惕发生在夜间的气喘、呼吸困难，尤其是在睡梦中被憋醒，一定要坐起来才能正常喘气的情况，这很可能是心衰的表现。一旦出现上述情况，要及时去医院检查心脏功能，调整药物，避免病情恶化。

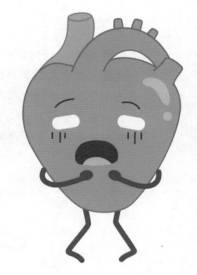

◎ 双下肢凹陷性水肿

出现凹陷性水肿，是由于皮下组织间隙中有较多的游离水，因按压局部压力增高，使游离水移向压力较低处，故出现凹陷，手指松开后，这种凹陷需数秒至 1 分钟方能平复。多见于心力衰竭、高血压、肝肾功能不全、慢性缩窄性心包炎、妊娠高血压疾病等。

◎ 头痛、头晕

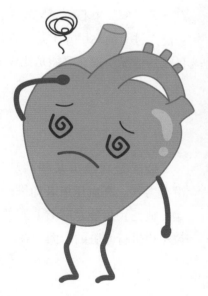

主要表现为头晕，伴轻度头痛，多见于高血压患者等。普通的头痛、头晕，多 1～2 个星期消失，若超过的话就应尽快找医师咨询。患者通常要进行血压、心率、血糖等检查，甚至可能要检验听觉、做头部彩色多普勒超声检查或头部 CT 等。

◎ 咳粉红色泡沫样痰

粉红色泡沫样痰通常见于左心衰竭和急性肺水肿的患者。左心衰竭可引起肺淤血。左心衰竭时，左心腔内压力升高，阻碍肺静脉回流。肺淤血使肺体积增大，呈暗红色，切面流出泡沫状红色血性液体。肺淤血的患者临床表现为气促、缺氧、发绀，咳嗽时咳出大量浆液性粉红色泡沫样痰液。

但出现了上述症状，肯定就患有心血管疾病吗？答案是否定的。因此，我们应该找专业人士帮助我们鉴别。

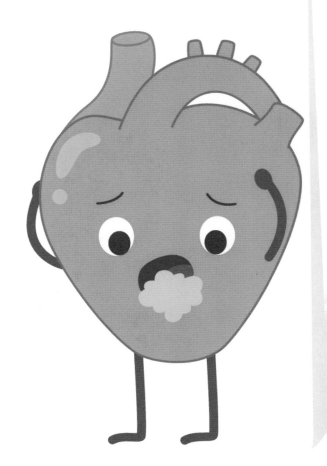

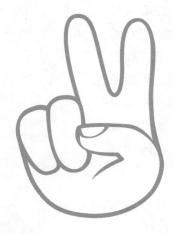

切记

　　病急病重速就医，切莫病急乱百度，人吓人，吓死人。与此同时，我们还应该做适当运动，增强体质，提高免疫力，严寒时期注意保暖，避免忽冷忽热。

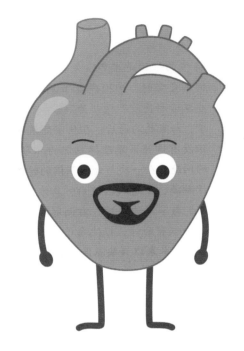

第二章

心血管疾病的危险因素

第一节

"老烟枪"为什么
离心血管疾病更近一步

64岁的张伯是左邻右舍间出了名的好男人，除了每天吸2包烟，无任何不良嗜好。2020年春节期间因为突发胸痛，住进当地最好的心血管疾病专科医院，诊断为冠心病，行冠脉造影发现左前降支中段90%狭窄，与家属沟通后，在狭窄处植入1枚支架。出院后按医嘱坚持吃药，但没有遵照医嘱改掉抽烟的坏习惯。张伯以为人生不会再次出现同样的问题，在一次与老友下棋的时候，张伯突发胸痛，伴恶心、呕吐、大汗淋漓，被送入医院后，急诊冠脉造影手术发现右侧冠状动脉完全闭塞，与家属沟通后，右侧冠状动脉植入1枚支架。再一次跑赢死神的张伯心有余悸，据他自己所说，<u>二十余年的老烟枪了，想戒烟实在不容易。本来以为按照医嘱坚持服药，抽烟的危害就没有那么大了</u>，经历了这次抢救，张伯再也不想抽烟了，因为不想把自己的性命搭进去。

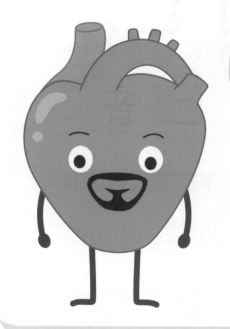

关于吸烟对心血管系统的危害应该知道的重点

◎ 吸烟是心血管系统的主要危险因素之一

好多人以为吸烟的巨大危害是肺癌，其实吸烟除了导致肺癌，还会严重损伤血管，这也是吸烟的人为什么多数有动脉粥样硬化斑块的原因所在。烟里面含有的一氧化碳和焦油容易导致血管内皮的损伤，引起斑块的形成，从而使管腔变得狭窄，引起重要器官供血、供氧不足，所以吸烟很容易导致冠心病、心梗。此外，吸烟也与高血压、心源性猝死等疾病密切相关。

◎ 二手烟的危害不容忽视

非吸烟者被动吸入二手烟时，身体受到的损伤丝毫不亚于主动吸烟的吸烟者。二手烟暴露，即使是很短的时间内的二手烟暴露，都可以让心血管疾病的风险快速升高。二手烟中的主要成分尼古丁可使心血管收缩，从而导致心率增快、血压增高，二手烟中的一氧化碳会与血液中的血红蛋白结合，这会阻碍氧气与血红蛋白的正常结合，从而导致缺氧、诱发心肌梗死。研究证明，二手烟暴露不仅污染孕妇子宫内环境，还与妊娠高血压等疾病密切相关。所以，二手烟的危害更要引起我们的重视。

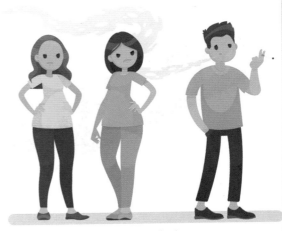

二手烟的危害

◎ 当心电子烟

吸电子烟对心脏也是有害的。**电子烟的原理是通过加热液体尼古丁，从而达到吸烟的效果。尼古丁加热后可使人体内血管快速收缩、血压升高。**研究表明，吸电子烟对心脏尤其是心血管内皮细胞造成不良影响，因此心血管系统是吸电子烟的最大受害者。长期吸电子烟与心血管疾病的发生率有明显相关性，如冠心病、急性心肌梗死、急性心包炎、急性心肌炎等疾病。虽然电子烟相较于常规香烟而言，降低了对肺脏的损害，但对于心血管的损伤，从某种程度上讲，甚至超越了常规香烟。

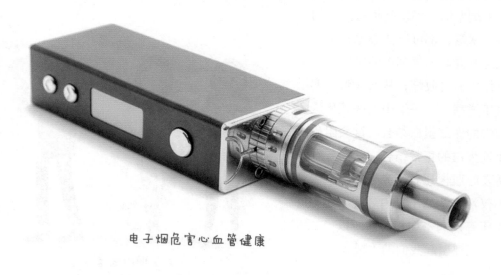

电子烟危害心血管健康

何时需要 专业帮助

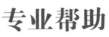

戒烟宜早不宜晚，但重度烟瘾患者，可采取阶梯式戒烟的方式，逐月减少吸烟量，如出现戒断综合征可到医院就诊，与医师一同制订戒烟计划。

牢记

> 做好"一早日戒烟，二远离香烟，三多吃水果蔬菜。"

❋ **一早日戒烟**：任何时候戒烟都不会晚，戒烟后可在一定程度上减轻吸烟对心血管疾病造成的影响，减轻心血管疾病的严重程度，增加心血管疾病救治成功率，降低致残率和死亡率。

❋ **二远离香烟**：无论是常规香烟，还是打着"健康、安全"旗号的电子烟，我们都应该远离。督促他人不吸烟的同时，相关法律法规应尽早完善室内禁烟，为大家创造健康的生活环境。

❋ **三多吃水果蔬菜**：吸烟对心血管的主要危害之一是氧化应激，而每天大量摄入富含维生素C的水果、蔬菜，可增强机体的抗氧化能力，防止或延缓心血管疾病的发生。并且，对于已经发生心血管疾病的患者，可在一定程度上起到逆转作用。

19

第二节
借酒浇愁 "心" 更愁

49岁的李先生因酗酒后爱闹事，最终妻离子散，孤身一人更是借酒浇愁，常常醉得不省人事。临近春节，村里年味浓郁，家家户户团团圆圆，轮流团年。李先生爱凑热闹，一一前往祝贺，一连半个月顿顿在饭桌上喝个酩酊大醉。这天，李先生自觉心悸、胸闷、呼吸困难、乏力，在乡亲的陪同下前往医院检查，途中突然意识丧失、呼之不应，到医院后抢救室的医师迅速对其进行胸外按压，经过医师们的努力，成功保住了李先生的性命，但由于心脏骤停时间持续太久，意识恢复的可能性很小。

经医师询问，原来49岁的李先生，饮酒史长达30年，每日要饮500g左右的白酒，曾多次因胸闷、气短等症状入院，医师诊断为酒精性心肌病，症状好转后出院，在家依旧每日饮酒。

如果李先生自律性强点，不长期酗酒，出现不适症状后，听医师的话，把酒戒掉，也许就不会出现今天这种情况。

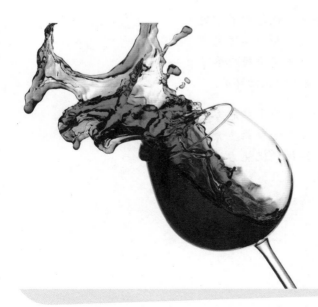

　　世界上每天都会有人因嗜酒而进入医院抢救，不是所有人都能被医师抢救回来的，李先生的经历虽然是不幸中的万幸，但依然有很多人因嗜酒导致悲剧发生，而对于李先生所患的酒精性心肌病，很多人并不了解。

酒精对心脏有哪些危害

◎ 长期大量饮酒对心脏有什么危害

长期大量饮酒会增加多种心脏疾病的发病风险。**肝脏是人体内物质合成与代谢的重要器官，正常情况下男性的肝脏每小时只能代谢 8～10g 酒精，长期大量饮酒会极大增加肝脏和心脏的负担，损害其功能，导致高血糖、高血脂和凝血功能异常，继而发生高血压、冠心病、扩张型心肌病等心血管系统疾病。**酒精引起的心脏病常常伴有心律失常，尤其是心房颤动，容易导致脑血管意外和心力衰竭。

◎ 偶尔大量饮酒对心脏有危害吗

偶尔大量饮酒对心脏也有危害。**酒中含有许多类似儿茶酚胺类物质，可以刺激交感神经末梢释放肾上腺素，从而导致心率加快。心率与饮酒量往往呈正相关。**短时间过度饮酒会导致交感神经兴奋，使心率加快，增加心律失常的风险，影响身体健康。

21

　　每日适量饮酒对心脏的作用弊大于利。虽然与不饮酒者相比，少量饮酒确实能降低冠心病和卒中的风险，但其作用并不明显，往往是被夸大了，并且少量饮酒在其他心血管疾病，如房颤、心衰、心肌病、缺血性心脏病等方面均是高危因素。特别是饮酒频率越高，无论饮酒量多少，房颤风险也越高。

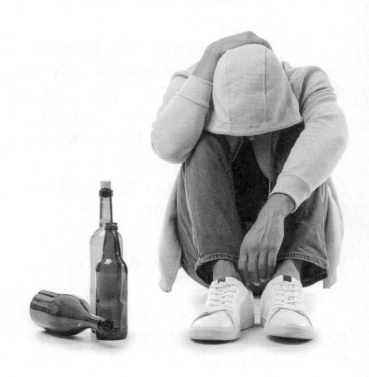

何时需要专业帮助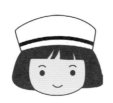

酒精性心肌病与长期大量饮酒有密切关系，多数患者在戒酒后病情可自行缓解或痊愈。该病与扩张型心肌病难以鉴别，临床上应结合病史来考虑。出现心悸、胸闷、疲乏、无力、心律失常、胸痛、双下肢水肿等症状并且有长期大量饮酒史的患者应到医院确诊；患者戒酒后上述症状不能缓解者应及时到医院进行治疗！

❋ **一逐步减量**：对于酒精依赖症的患者，应循序渐进戒酒，逐步减少喝酒的量和降低喝酒的频率，切忌一下子滴酒不沾。要有计划地进行戒酒，以免出现戒断综合征，如果出现戒断综合征，请前往医院就医！

❋ **二远离酒水**：家中不存放酒水，或由患者以外的人仅存放招待客人的酒水。尽量少参加需要喝酒的聚会或活动。

❋ **三以茶代酒**：多喝矿泉水、茶或者咖啡，补充水分的同时，降低喝酒的频率。同时可以减少戒酒出现的急躁、食欲不振等不良反应。在聚会或活动上也应该以茶代酒。

❋ **四他人监督**：患者自身需要明白戒酒的重要性，同时家人应该督促其戒酒。朋友、同事也需要帮助患者，不劝酒、不灌酒。

牢记

做好"一逐步减量，二远离酒水，三以茶代酒，四他人监督。"

第三节

月亮不睡你不睡，
熬成伤心小宝贝

小王，25岁。刚刚毕业进入职场，经常加班，晚上10点下班，坐地铁回到家已经11点。每天工作结束后回到家，小王还要刷会儿抖音、看会儿直播，再叫上好友打两轮游戏，"打完这轮就睡"更是成了他的口头禅。每天早上挣扎着起床，小王对自己熬夜的行为痛恨不已，发誓绝不熬夜了，上班期间更是昏昏沉沉，每到晚上，这个"两三点的夜猫子"还是忍不住诱惑。

这两周，小王觉得浑身很不舒服，经常觉得胸闷、气短，一开始并不在意，小王以为只是工作太忙、压力太大，想着过两天休假应该就调整过来了。直到前天半夜，小王和朋友"开黑"，马上就要"冲高地"了，突然胸前一阵疼痛，难以忍受，额头上豆大的汗珠止不住地往外冒，过了几分钟才缓过来。小王顿时吓坏了，马上赶往医院急诊，一系列检查后，他被诊断为冠心病。拿着诊断结果，小王久久缓不过神来。

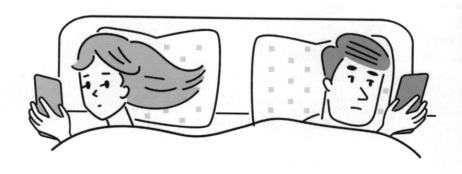

关于熬夜和心血管疾病应该知道的重点

◎ 熬夜为什么会引起心肌缺血

熬夜时机体交感神经兴奋，此时会出现心肌收缩力增强、心跳加速、心脏传导速度增加。同时机体长期处于这种状态下，会出现血脂代谢异常、血液黏稠、血流速度降低，会引发冠状动脉缺血、狭窄、痉挛，这时心肌细胞的能量供应不足，继而出现心肌缺血，表现为明显的胸闷、气短、心慌、心前区不适伴随周身乏力。

◎ 熬夜还会引起什么类型的心血管疾病

熬夜导致生物钟紊乱、交感神经兴奋，出现一过性的血压上升，此时会加重心脏的负荷，长期熬夜心脏负荷过大会导致心力衰竭。此外，血压过高可使脑血管破裂，即脑出血。

熬夜还会导致人体的神经 - 内分泌系统失调，机体肾素 - 血管紧张素 - 醛固酮系统被激活，引发冠状动脉功能异常，加上长期饮食不规律诱发的血脂代谢异常，因此也会导致冠心病的发生。

熬夜还可诱发心律失常，引发室性心动过速（简称室速）、心室颤动（又称室颤），可能造成心源性猝死。

◎ 熬夜引起的心血管疾病能自我恢复吗

短时间睡眠不规律引起的心血管不良事件是可以通过调整作息时间、适当锻炼身体、保持心情舒畅、养成良好的生活习惯等方式自我恢复的。但长期熬夜引起的心血管疾病，特别是有症状的心血管疾病，往往是多种因素诱发，单纯凭借机体修复作用是无法完全恢复的，同时不同个体的具体情况也影响着心血管系统的自我调节能力。因此，一旦出现相关不适，应当及时就医检查，明确诊断，做到早发现、早治疗。

何时需要
专业帮助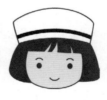

熬夜是不良生活习惯，长期熬夜不仅导致机体内分泌紊乱，更会诱发心律失常、脑卒中等危及生命的疾病。当长期熬夜出现睡眠障碍、内分泌紊乱、脑卒中、心律失常、心绞痛等表现时，须及时到神经内科、心血管内科和内分泌科等相关科室就诊，主动调整生活习惯的同时，积极接受药物治疗。

第四节

病从口入，病从胖出

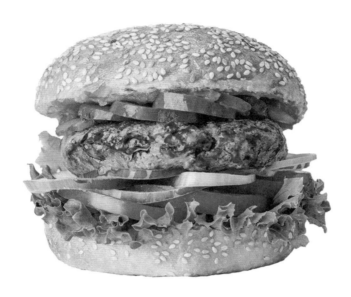

小王同学，21岁，某大学在校学生。高中期间在父母的监督下，生活规律，刻苦学习，考上了名牌大学。进入大学后，离开了父母的照顾，在学习上放松，在生活上放纵，2年来不在学校食堂规律饮食，长期依赖外卖，爱吃炸鸡、猪蹄等高热量食物，每周晚上吃4~5次烧烤，包括烤大肠、烤肉串、烤腰子等高脂食物。体重从入学时的56kg，增至现在的78kg，从入学时的健康体型变成了大腹便便的肥胖体型。这几天，小王同学餐后间断出现右腹部疼痛，在校医院查体后诊断为胆囊炎、高胆固醇血症、高甘油三酯血症、脂肪肝。年轻的小王同学是如何罹患上述代谢性疾病的呢？我们一起来认识一下吃出来的疾病。

◎ 为什么"病从口入"

　　我国具有悠久和璀璨的饮食文化，历来有"民以食为天"的传统，通过历代的传承和发扬，我们的美食可谓是种类繁多、五花八门。随着国家的发展和人民生活水平的提高，国人已从"吃得饱"上升为"吃得好"，以前未曾品尝过的动物、植物品类也陆续出现在餐桌上。然而，从"吃得饱"变为"吃得好"并不意味着"吃得健康"；相反的是，近年来，因为饮食多样性，食物处理不当带来的疾病层出不穷，我国高脂血症、高尿酸血症、高血压等代谢性疾病的患者逐年增多，冠心病、糖尿病的发病率高，且呈年轻化趋势。

　　"病从口入"在传统意义上讲的是各种致病菌或病毒、化肥或农药残留、激素残留、食品中的各种超标添加剂通过饮食的方式进入体内。而从现代意义和长远来讲，**"病从口入"指的是长期饮食不科学、营养不均衡而导致的人体代谢失衡、慢性疾病出现。**长期高盐饮食，会导致高血压的发生；高脂肪、高胆固醇膳食，会导致高胆固醇血症、高甘油三酯血症，增加冠心病、脂肪肝等疾病的发生率；高嘌呤饮食则易产生高尿酸血症，导致痛风的发生；高亚硝胺类化合物、多环芳香烃饮食则可能诱发食管癌、胃癌等消化系统肿瘤。上述常见的疾病均与我们膳食的失衡密切相关。

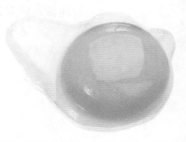

◎ 为什么"病从胖出"

膳食失衡最常见的表现为肥胖。在你身边是否有这样一群人，他们大腹便便、身材臃肿、行动缓慢。如果我说这是病，你相信吗？随着人们对健康认识的深入，发现肥胖其实也会在不知不觉中给身体造成许多危害。如果身体长期如此，糖尿病、高血压、脂肪肝等一系列并发疾病都将接踵而至。而在与它相伴的众多疾病之中，高脂血症就像肥胖的孪生姐妹一般紧紧地依偎在它的身旁。一旦身体真的中招，动脉硬化、高血压、冠心病等心脑血管疾病就如洪水一般地汹涌而至。

小王同学的疾病正是"病从口入，病从胖出"，在医师的劝导和辅导员的教育下，小王同学纠正了不良的生活习惯，从每天吃外卖，开始规律食堂就餐；从高盐、高脂肪饮食变成了每天合理膳食；从晚上常吃烧烤，变成了晚上去操场跑步。通过两个半月的努力，小王同学从 78kg 的大腹便便恢复到了 60kg 的标准体重。更重要的是，小王同学的血清胆固醇和甘油三酯显著降低，脂肪肝也得到了及时的逆转。值得庆幸的是，小王同学的症状发现得早，纠正得及时，得到了有效的逆转，所以管住我们的口，就可以阻止"病从口入，病从胖出"。

数据

国家心血管病中心等单位联合发布的《中国成人血脂异常防治指南》指出，肥胖者血液中的脂肪含量明显超过健康人群，中国成年人血脂异常的发病率更是超过了 25%。

心脏密码

万症之源

肥胖这个名词也不再只是单纯的身材问题，而摇身一变升级成为了"万症之源"。世界卫生组织为了引起人们对于肥胖的高度重视，早在 20 世纪末就把肥胖划分为慢性疾病的一种。据统计，全球目前因"吃"致病乃至死亡的人数早已远高于因饥饿死亡的人数。

如何检测肥胖

目前，国际上常用的衡量人体胖瘦程度以及是否健康的标准为体重指数（body mass index，BMI），是用体重（kg）除以身高的二次方（m²）得出的数据。

当我们需要比较及分析一个人的肥胖程度时，BMI 值是一个中立、可靠、简单易行的指标。健康人群 BMI 值为：$18.5 \sim 24 kg/m^2$；$BMI < 18.5 kg/m^2$，称为体重过低；BMI 在 $24 \sim 28 kg/m^2$，称为超重；当 $BMI > 28 kg/m^2$，定义为肥胖。BMI 不适用于下列人群：未满 18 岁的人、运动员、怀孕或哺乳期妇女、身体虚弱或久坐不动的老人。

何时需要 专业帮助

定期计算 BMI 值，当 BMI 值在 $24 \sim 28 kg/m^2$ 时，就需要通过注意控制饮食、增加运动等生活方式来降低 BMI 值，促进机体的健康。当 $BMI > 28 kg/m^2$ 就需要到专科就诊，筛查血糖、血脂、尿酸，排除代谢相关疾病，并进一步在医师指导下进行药物治疗。

第五节

高脂血症患者离心血管疾病有多远

刚满 6 岁的小女孩豆豆，在出生 3 天后发现骶骨处有 4 颗黄豆大小的疙瘩，随着年龄的增长，疙瘩逐渐增多，并渐渐融为一片。2 岁 3 月龄时，臀部结节取活检，诊断为结节性黄色瘤，其间多次测甘油三酯及胆固醇，甘油三酯波动在 1.23 ~ 1.94mmol/L，胆固醇波动在 15.6 ~ 27.4mmol/L。平日里低脂饮食并坚持服用降血脂药物，治疗效果不明显。半月前，自觉乏力、间歇性胸痛、心慌、气急，入院后行心电图、心脏超声等检查无异常，冠脉造影发现左冠状动脉起始部狭窄 30%，右冠状动脉起始部 90% 局限性环状狭窄，诊断为家族性高胆固醇血症、冠心病、结节性黄色瘤。

家族性高胆固醇血症的患者常合并冠心病的发生，且多为早发冠心病，此类患者虽较为少见，但高脂血症却是实实在在的心血管疾病的危险因素。

关于高脂血症应该知道的重点

◎ 高脂血症就是甘油三酯高

错。血脂是血中所含脂质的总称，主要包括胆固醇和甘油三酯。**其中引起严重心血管危害的主要是胆固醇异常，尤其是低密度脂蛋白胆固醇（LDL-C）过高。**有研究显示，甘油三酯的增加未能显示与冠心病、缺血性心血管疾病的相对风险增加相关。**而如果 LDL-C 过高，沉积于动脉血管壁，就会形成粥样斑块。**若不加以控制，有斑块的血管出现狭窄或破裂就直接导致急性心梗、中风甚至猝死。因此，LDL-C 是目前心血管疾病最重要的血脂检测指标之一，而非甘油三酯。

31

◎ 体检报告单没有"箭头"标识就等同于正常

错。一般人群体检时常常会自己先看看体检报告，如果发现了"箭头"就会紧张地立刻咨询医师，没有条件立刻咨询医师的，也会马上打开百度。**正常情况下，体检报告单的所有检查值都在正常范围内就代表着一切正常，但是已诊断冠心病或糖尿病等疾病，或已发生过心梗的患者，其血脂治疗值和目标值与报告单上显示的正常值是不同的，他们的血脂目标值要求更严格，简单来讲，就是要低于血脂报告单上的参考值，即 LDL-C 须低于 70mg/dL 或者 1.8mmol/L。** 该类人群在有条件的情况下，可每年检测一次血脂，并将自己的详细情况告知医师，方便医师判断病情变化。

◎ 胆固醇异常是小毛病，即使不达标也不会有大碍

错。正如之前我们提到的 LDL-C，它会在动脉血管内壁慢慢沉积，继而形成动脉粥样硬化斑块，最终阻塞血管，使血管变窄。并且，在这个过程中，这些斑块随时可能破裂，从而导致急性心梗等。高脂血症平日里不痛不痒，因此很多人没将其放在心上，常常忽略它的危害。**单从疾病的危害程度来说，高脂血症的确不是很严重，但其引起的各种并发症却不容小觑，我们控制了高脂血症，也就是预防了各种严重的并发症的发生，等同于把危险扼杀于摇篮之中。**

◎ 保健品可以软化血管，服用无副作用

错。保健品的功效没有科学依据，也没有相关副作用的研究证据。临床上，对于高脂血症患者，患者应当在临床医师的指导下规律服药。如医学界公认的降胆固醇药物——他汀类药物，其疗效和安全性是有保障的。而不是经人介绍后盲目跟风，自行服用保健品。保健品没有效果还是其次，若某些保健品不仅不能保健，还起反作用，那就得不偿失了。

何时需要
专业帮助

高脂血症患者如果发病年龄早，父母或兄弟姐妹间也是高脂血症患者，须及时到医院就诊，及时排查是否为遗传性高脂血症，早期及时用药，避免心、脑血管不良事件的发生。高脂血症如果经过长期的生活方式改善未能有效好转，也需要及时就医，积极进行药物治疗。

❋ **严控体重、勤运动**：研究表明，肥胖人群的平均胆固醇和甘油三酯水平显著高于同龄的非肥胖者。除人体的体重指数（BMI）与血脂水平呈明显正相关外，身体脂肪的分布也与血浆脂蛋白水平关系密切。向心性肥胖者更容易发生高脂血症。在肥胖者的体重减轻后，血脂紊乱亦可恢复正常。适当的体育运动不但可以增强心肺功能、改善胰岛素抵抗和葡萄糖耐量，而且还可减轻体重、降低 LDL-C 和胆固醇水平。

牢记

做好"严控体重、勤运动；管住嘴、迈开腿；实在不行医师帮。"

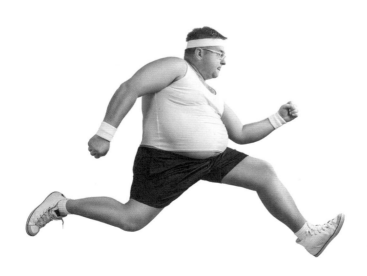

※ **饮食控制**：控制体重的方法除了适当运动，还有饮食控制。高脂血症的饮食治疗是通过控制饮食的方法，在保持理想体重的同时，降低 LDL-C 水平。**食物是人体内脂质的主要来源，相关研究表明，通过控制饮食，可使胆固醇水平降低 5%～10%。多数高脂血症患者通过饮食控制，可使血脂水平降至正常。**此外，药物治疗高脂血症的同时，控制饮食可使药物发挥最佳药效。且家族性高胆固醇血症患者更应严格限制摄入食物中的胆固醇与脂肪酸含量。

※ **医学治疗**：高脂血症的治疗包括药物治疗和非药物治疗。目前药物治疗主要分为两类，第一类是他汀类和树脂类药物，主要降低血清总胆固醇和 LDL-C 水平；第二类是贝特类和烟酸类药物，主要降低血清甘油三酯水平。极少数血脂水平非常高的患者，如上述病例中的小女孩，多见于有基因遗传异常者，除药物治疗外，部分患者还需要进行血浆净化治疗或者外科治疗。

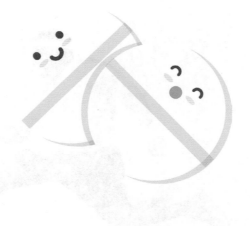

久坐的生活方式是
心血管疾病的重要危险因素

老李是一位下岗工人，靠开出租车养家糊口，今年过年儿子把女朋友带回家里，老李心里乐开了花，他想着再努力努力，替儿子攒个首付买套市中心的"婚房"。这一天深夜，老李照常接完最后一单准备回家，但始终觉得腿脚有点不得劲，老李跟车友们聊起这事，车友们都说他太拼，每天从早到晚跑十几个小时，多半是坐太久了造成椎间盘突出所致，劝他去医院看一看。老李却不以为然，自己平时下了班加强锻炼就好了。就这样，又过了一个月，老李的双腿从轻微的麻木变为逐渐肿胀起来，老伴和儿子看见了都担心得不行，劝老李一定要去医院看看，老李只好答应明天就去。

第二天一早，老伴早早地叫老李起床去挂号，没想到老李醒来后气喘吁吁、呼吸困难，还伴有剧烈的咳嗽，而且咳出来的竟然是大口大口的血！老伴吓得不行，赶紧拨打了120急救电话将老王送到了就近的医院，经过一番诊治，老王最终被确诊为肺栓塞、双下肢静脉血栓。

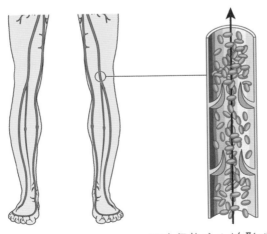
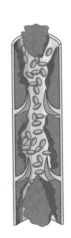

下肢深静脉血栓形成

久坐的危害有哪些

◎ 久坐对心血管系统的危害

久坐时，由于人体处于静止状态，全身的血液循环，尤其是下肢的循环将会减缓，而在患有动脉硬化的中老年人群中，久坐导致的血液循环迟缓更容易诱发血栓，进而导致肺栓塞发生。目前尚未有研究表明，人们可以通过简单的活动或者中高强度的运动来作为久坐的"解毒剂"。也就是说，**不管进行了多少体育锻炼，久坐对于心血管系统的健康都会带来危害。**

◎ 久坐对其他系统的危害

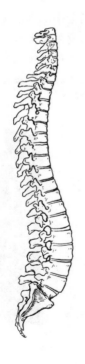

除了心血管系统之外，久坐与许多身体健康问题有关。一是久坐伤骨，久坐时，由于人体的重量长期集中地压在腰骶部，导致椎间盘和棘间韧带长期处于紧张僵持状态，造成颈肩腰背僵硬酸痛，引发驼背和脊柱骨质增生；二是久坐伤脑，久坐时，由于血液循环减缓，造成大脑供血不足，常表现为反应迟缓、记忆力减退等症状；三是久坐伤胃，由于缺乏全身运动，导致胃肠道蠕动减退，消化液分泌减少，进而出现食欲减退、消化不良等问题；四是久坐易不育，对于男性而言，久坐会使阴部血液回流不畅，导致前列腺长期处于充血状态，容易引发前列腺炎，进而影响精子的发育和成熟。

除了保持正确的坐姿外，预防久坐的危害最简单的方式就是持续坐着的时间不超过 30 分钟，因此每 30 分钟站起来活动 1～3 分钟，可以进行适当的拉伸、弯曲等动作。

何时需要 专业帮助

克服久坐等不良的生活方式，首先要引起重视，了解久坐不动对健康的危害，其次，逐渐在工作和生活中纠正。

牢记

做好"一能站不坐，二坐姿端正，三定时活动。"

❈ **一能站不坐**：日常出行过程中，可以尽量减少开车，上下班乘坐地铁或公交时学会"让座"；在工作过程中，可以用站立、走动来代替咖啡解乏，同时可以使用小容量的水杯，增加站起来去接水的次数；在会议交流时，可以采取"站谈会"的模式；茶余饭后可以选择散步来代替追剧打发时间。

❈ **二坐姿端正**：坐着时，建议保持正确的坐姿，即背部挺直，双肩自然下垂，肘部放松置于身体两侧，臀部接触到椅背，避免"二郎腿"坐姿；在使用键盘、鼠标或是在开车过程中，保持手腕平直，以及肩部放松。

❈ **三定时活动**：除了保持正确的坐姿外，预防久坐的危害最简单的方式就是持续坐着的时间不超过30分钟，因此每30分钟站起来活动 1～3 分钟，可以进行适当的拉伸、弯曲等动作。

甩开手机，运动起来！

甩开手机，让我们运动起来！

运动能让我们的血脂更健康，血压更健康，血糖更健康，让我们远离心血管疾病！

运动能改善睡眠、缓解压力、调节情绪、增强心肺功能、减轻体重、提高机体的免疫力，这些都是手机所不能给予我们的！

甩开手机，运动起来，让我们拥有更健康的身体！

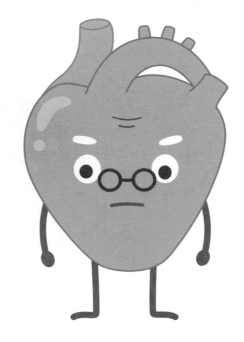

第 三 章

高血压

第一节
接种新冠疫苗后，发现高血压，竟是因为……

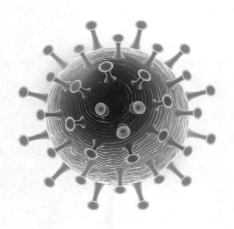

老李，61 岁，身高 160cm，体重 90kg。平时喜好饮酒、抽烟、涮火锅、吃卤肉、打麻将，最近的老李有点悲伤（老李的父亲因高血压、脑出血住院），2021 年 12 月老李到卫生院接种新型冠状病毒感染疫苗（简称新冠疫苗），发现自己还多了个高血压，老李着实有些懵。

◎ 什么是高血压

高血压是一种遗传因素和环境因素交互作用所导致的心血管综合征，是心血管疾病最主要的危险因素。主要临床表现：体循环动脉压升高。高血压定义为未使用降压药物的情况下诊室收缩压 ≥ 140mmHg 和 / 或舒张压 ≥ 90mmHg。

◎ 为什么老李会得高血压

1. 遗传因素 高血压具有明显的家族聚集性。

2. 环境因素 ①高盐饮食；②精神应激：老李的父亲脑出血住院，需要熬夜照顾老人；③吸烟。

3. 其他因素 体重：老李体重 90kg，BMI ≈ 35.2kg/m^2，体重增加是血压升高的重要危险因素，且腹型肥胖者容易发生高血压。

◎ 关于老李疑惑的问题：打个新冠疫苗还多了个高血压

解答老李疑惑的关键是老李其实早已罹患高血压，在打新冠疫苗前未测量血压。

在接种新冠疫苗前，很多人不重视防病及治未病，故存在血压体检率低。我国流行病学调查显示，60 岁以上人群高血压患病率为 49%，与此同时，正常人血压呈明显的昼夜节律，表现为双峰一谷，在 6～10 时及 16～20 时各有一高峰，而夜间血压明显降低。而我们接种疫苗时间段恰巧在双峰的时间点。

心脏密码

高血压知晓率及控制率低

2002 年第四次中国高血压调查结果表明，高血压的患病率为 18.8%，高血压的知晓率、治疗率和控制率分别为 30.2%、24.7% 和 6.1%，高血压的知晓率和控制率仍然很低；而在 2012—2015 年，第五次中国高血压调查发现，成人居民患高血压比例进一步升高，患病粗率达到 27.9%，高血压的知晓率、服药率、控制率分别达到 51.5%、46.1%、16.9%，较 2002 年第四次调查稳步提升；但仍需要进一步提升。

◎ 接种新冠疫苗后发现高血压怎么办

1. 明确高血压诊断 非同日测量 3 次（也可以连续 3 天测量）血压值：收缩压均 ≥ 140mmHg 和 / 或舒张压 ≥ 90mmHg 可诊断高血压。

2. 诊断高血压后在医师指导下进行治疗。

3. 长期监测血压，定期到医院随访。

◎ 降压药物治疗对象

1. 高血压 2 级和高血压 3 级。

2. 高血压合并糖尿病，或者已经有心、脑、肾靶器官损害或并发症患者。

3. 凡血压持续升高，改善生活方式后血压仍未获得有效控制者。从心血管危险分层的角度，高危和极高危患者必须使用降压药物强化治疗。

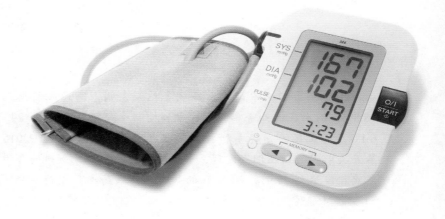

心脏健康密码
Xinzang Jiankang Mima

高血压治疗性生活方式干预

1 减轻体重：BMI 控制在 < 24kg/m^2。

2 每人每日食盐量≤ 6g。

3 每日吃新鲜蔬菜和水果。

4 少吃或不吃肥肉和动物内脏。

5 戒烟酒。

6 适量慢跑或打羽毛球：每次 30 分钟，每周 3 ~ 5 次。

7 减轻精神压力，保持心态平衡。

8 必要时补充叶酸制剂。

第 二 节
到底应该怎么测血压

老王在国企工作数年，今年刚满60岁，办理了退休手续。每日在家与老友聊聊天、下下棋，出门遛狗、晒太阳，听周围的同龄人说，"人老了，高血压、糖尿病都会找上门"，老王平时很注重自己的身体健康，听到这些也难免有些担忧，赶紧让儿子上网买了个大品牌的电子血压计，每天在家只要是空闲时间，都会用自己的电子血压计测量血压，血压计每次都会报出正常的血压值。但是，老王仍然不放心，时刻怀疑是不是自己测量方式不对，所以血压也没测准。这天，老王来到医院，想做个全身体检，进入诊室后，看到了医师桌上的电子血压计，赶紧让医师给自己量了个血压，血压156/98mmHg，达到了1级高血压诊断标准，老王慌了神，赶紧让医师再测了一次，这次的血压更高了，达到了164/102mmHg。老王着急了，明明在家测的血压都是正常的，怎么这会儿测血压会这么高呢？老王担心地问医师："医师，我每次在家测血压都是（120～130）/（70～80）mmHg，血压计报的是正常血压，为什么到你这儿量血压这么高呀，我是不是真的有高血压了呀？是不是我家的血压计不好，所以每次都没有测量准确呀？"老王满腹担忧和疑惑。

关于高血压应该知道的重点

◎ 高血压的测量方式

在家可采用上臂式血压计进行家庭血压监测，以达到诊室测量血压时大致相同的条件。**测量前应在椅子上坐位休息至少5分钟，测量时，将捆绑袖带一侧的前臂放在桌子上，两腿放松、落地，在保证捆绑袖带上臂的中点与心脏同一水平的条件下，采取舒适的坐姿。**

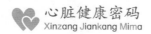

应选择大小合适的袖带与气囊，目前标准袖带为上臂臂围 < 32cm 和供上臂臂围较大者使用的大袖带（上臂臂围 ≥ 32cm）。

测量后应进行血压数值记录。

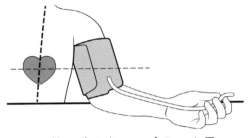

袖带上臂中点与心脏同一水平

◎ 自己在家如何测量、监测血压呢

家庭血压监测时，应每日早上、晚上测量血压，每次测量应在坐位休息 5 分钟后，测 2～3 次，间隔 1 分钟。 初诊患者，治疗早期或虽经治疗但血压尚未达标的患者，应在就诊前连续测量 5～7 天；血压控制良好时，每周至少测量 1 天。通常，早上血压测量应在起床后 1 小时内、服用降压药物之前、早餐前以及剧烈活动前进行。晚间血压测量在晚饭后、上床睡觉前进行。同时需要特别注意，**无论早上还是晚上，测量血压前均应注意排空膀胱。为了确保家庭血压监测的质量，血压监测的同时应记录起床、上床睡觉时间、三餐时间以及服药时间。**

心脏密码

高血压的诊断标准

高血压定义为：在未使用降压药物的情况下，非同日 3 次测量诊室血压，收缩压（SBP）≥ 140mmHg 和／或舒张压（DBP）≥ 90mmHg。SBP ≥ 140mmHg 和 DBP < 90mmHg 为单纯收缩期高血压。

目前我国采用正常血压（SBP < 120mmHg 和 DBP < 80mmHg）、正常高值（SBP120～139mmHg 和／或 DBP80～89mmHg）和高血压（SBP ≥ 140mmHg 和／或 DBP ≥ 90mmHg）进行血压水平分类。

何时需要
专业帮助

　　每半年或1年可进行诊室血压监测，如已经出现动脉硬化、心脏结构改变，如心房扩大、心脏舒张功能异常及肾脏损害等靶器官损害，则应积极就诊，制订降压方案。

牢记

做好"坐位休息5分钟，袖带心脏同水平，早晚各需测1次，放松心情测血压。"

❋ **坐位休息5分钟**：测血压前充分休息。

❋ **袖带心脏同水平**：测血压时采取舒适的坐姿，保证捆绑袖带上臂的中点与心脏同一水平。

❋ **早晚各需测1次**：早间测血压在早起1小时内、服用降压药物之前、早餐前及剧烈活动前进行。而晚间测血压则尽量在晚饭后及上床睡觉前。

❋ **放松心情测血压**：测量血压时应避免过于紧张，应处于放松状态。

第三节
高血压可以推迟到来吗

"金牌销售"小王是公司里最年轻的销售冠军，同事们都说他是拼命三郎，领导们也常夸他年轻有为。当然，这一份份的业绩少不了小王自己的"努力与经营"，酒桌常常是小王的第二工作场所，如何与客户应酬是小王的"看家本领"，抽烟、喝酒更是不在话下。每年公司组织体检，小王却常常因为应酬而缺席，他想着自己还年轻，况且自己的身体自己还能不知道有啥问题，肯定没有大毛病，趁着年轻多努力工作挣钱才是最重要的。就这样，小王再一次地走向应酬的酒桌，觥筹交错之间更是谈下了一笔大订单，小王正高兴得想要再喝一杯时，突然觉得头部剧烈疼痛，还伴有恶心、呕吐，客户一看小王面色苍白，赶紧把他送到了附近的医院，一查血压高达 230/140mmHg，一番检查下来诊断为高血压急症，建议小王长期口服降压药治疗。

小王一听悔恨不已，自己这么年轻却患上了慢性疾病。

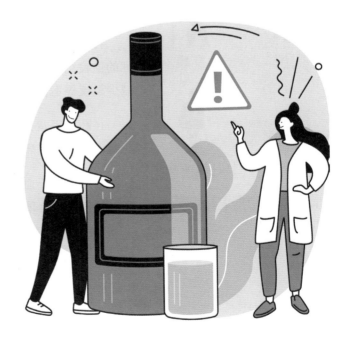

◎ 高血压的危险因素有哪些

高血压的危险因素常包括以下 6 个方面：遗传因素、环境因素、生活习惯、年龄、药物因素以及其他疾病的影响。

◎ 这些危险因素中哪些可以避免

除遗传因素和年龄不能改变以外，其他因素均可以控制进而延缓高血压的发生。

在环境因素中，如果精神长期处于紧张、焦虑的状况下，不妨试试适当放松自己，换个环境调整心态。

在生活习惯方面，则应控制体重，改善不合理的饮食结构，减少钠盐的摄入，戒烟、戒酒，减少熬夜等不良生活作息。

在药物因素方面，则应避免避孕药等激素类药物以及消炎镇痛类药物的使用。

如果患有心血管疾病、肾脏疾病等，则应当在医师指导下合理服用药物，定期就诊复查。

遗传因素　　　　环境因素
　　　　　　　　（压力大）

生活习惯　　　　年龄
（运动少）

药物因素　　　　其他疾病

高血压的危险因素

何时需要专业帮助

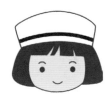

定期到医院体检或常备家庭式血压监测仪，定期自行测量血压，一旦监测血压连续 3 次高于正常值范围，建议到医院就诊，在医师的指导下明确诊断、规范治疗。

牢记

做好"一改变你能改变的，二接受你不能改变的。"

❋ 一改变你能改变的："远离烟酒咸，减重好睡眠"。在日常生活中，我们可以通过改变能够改变的生活方式来减少高血压的发生，即戒烟、戒酒，减少钠盐摄入，控制体重以及保持良好的睡眠。

❋ 二接受你不能改变的："血压升高不紧张，调整心态更健康"。在发现自己患有高血压之后，应当保持良好的情绪，切勿过度焦虑、紧张。随着生活水平的提高，大约有 1/5 的人患有高血压，因此高血压并不是罕见病、疑难病，而一个良好、健康的心态，能够更有利于血压的控制。

谁说高血压不找年轻人

"程序猿"小张，男，身高170cm，34岁。在一家知名互联网公司工作多年，为了提高收入及升职，常态996工作，外卖、抽烟、浓咖啡是日常伴侣，不知不觉间体重从大学毕业时的65kg增至90kg。近期体检，血压148/100mmHg，血脂也高了，血压与收入增长同步了。但小张自觉还年轻，不想就医，更不想吃药，也没把高血压放在心上。这不，前两天小张负责的项目赶进度，小张连续加班几个通宵，又是一个加班的夜，小张感到头晕难受、眼球充血，遂到附近社区卫生服务中心就诊，血压达170/105mmHg！社区医师也觉得这么年轻，这么高的血压，需要仔细寻找原因。遂建议小张到三甲医院就诊排除继发性高血压。一番检查并未找到确切病因，因此，小张被诊断为原发性高血压（高血压2级，高危）。

小张百思不得其解，满心疑惑。

关于高血压应该知道的重点

◎ 年轻人也会得高血压吗

当然，不要以为高血压是发生于中老年人群的疾病。随着我们国民生活质量的提高、居民生活方式和生活环境的改变，高血压可以见于任何年龄的人群。因此，建议每年定期体检尽早发现高血压。

数据

青年人患高血压并不少见，据2012—2015年第五次中国高血压调查结果，18～24岁、25～34岁的青年人高血压患病率分别为4.0%、6.1%。

◎ 什么原因会得高血压

自问自答以下问题

☺ 父母有无高血压？

☺ 本人是否经常吃重口味食物？

☺ 是否吸烟？

☺ 是否长期处于空气污浊且不通风的环境中？

☺ 是否饮酒？

☺ 是否熬夜？

☺ 是否运动减少？

☺ 工作压力大不大？

☺ 脾气火爆不？

☺ 血脂高不高？

以上危险因素符合越多越有可能导致高血压。

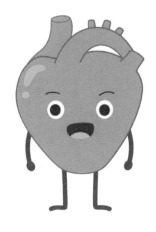

◎ 年轻人可以不吃降压药治疗高血压吗

降压是为了降低高血压所致的心、脑、肾及血管的损害和死亡。对于仅仅有高血压，而心、脑、肾、眼底等无任何损害的患者来说，同时血压又低于160/100mmHg的低危人群，可采用改变生活方式的方法来实现降压。但高危人群无法单纯依靠纠正生活方式短时间降压，同时可能会出现其他临床并发症，后果可能更严重。因此，须立即进行药物治疗。

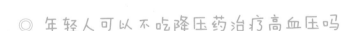

51

◎ 年轻人吃了降压药就停不下来了
吗？要一直吃下去吗

高血压患者服药后不宜擅自减药或停止服用药物，患者是否减药或停药请遵医嘱。

◎ 家庭成员突发高血压急症该怎么做

症状：血压突然升高，伴有恶心、呕吐、剧烈头痛、心慌、尿频，甚至视线模糊，即已出现高血压脑病。家人需要安慰患者，帮助患者卧床休息，并及时服用降压药，通知急救中心。

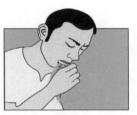
呕吐

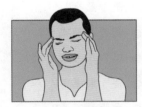
剧烈头痛

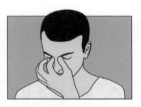
视力模糊

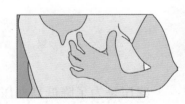
心慌

何时需要专业帮助

有以下表现时，你可能要尽早去医院就诊：①意识到自己的生活方式短期或长期不健康时；②出现头晕、身体不舒服症状时；③自测血压升高时。

牢记

"年轻人的心血管也会衰老，工作再忙也要体检。"

❀ **年轻人如何不伤心**：现代年轻人生活节奏快，每天忙得昏天暗地，还要被各种高脂饮食投喂，应对各种应激状态，年轻人的心血管也经不起那么持久的折腾，已经反复出现高血压、心脏疾病的患者，有些甚至到了疾病难以治疗的地步。无论工作再忙、应酬再多，为了避免身体过早地进入耄耋之年，需要做到以下方面。

❀ **工作再忙也要体检**：年轻人忙忙忙，忙到晕头转向，忘了要干什么。工作再忙，身体是革命的本钱，单位的年度体检一定要参加，测测血压，查查有无高血压以外的心血管不良因素，诸如高血脂、高尿酸、高血糖、高同型半胱氨酸，以及心、肝、肾的功能是否还完好无损。体检发现问题，趁着机体还可以修复赶紧休养生息，或者遵从医生意见运用药物纠正跑偏了的身体功能。

合理膳食‖
即使是工作需要也要管住嘴。

适度锻炼‖
锻炼好了，更长久、更好地为祖国健康工作。

稳定情绪‖
心血管不仅有"伤心综合征"也有"开心综合征"，悲喜不能无常，佛性一点。

戒烟酒‖
烟酒之害不仅毁坏你的细胞，还写进你的DNA遗祸后代。

第五节
降压药物吃吃停停可以吗

李奶奶是一名人民教师，因为常年的工作压力和不良的生活作息，在一年前被诊断为"高血压1级高危"，在医师的建议下，李奶奶开始规律地服用降压药。退休之后，李奶奶尤其注重养生和保健，阅读朋友圈的各种养生小文章是她茶余饭后的最爱。这天，李奶奶看见隔壁王爷爷分享了一篇名为"长期服用降压药，久而久之，可能发现这3个危害"的文章，点开一看，文章里说道"长期服用降压药，会使得血管变薄、血管硬化""是药三分毒，长期服用降压药，造成肝肾损伤，最后不得不透析！"李奶奶看完吓得不行，左思右想之后还是决定自行把降压药停了。又过了一个月，张婆婆在朋友圈分享了一篇名为"高血压擅自停药可不行"的文章，文章里提到"自行停用降压药可能导致血压反弹，更严重的甚至会导致脑出血"，李奶奶看完觉得颇有道理，连忙开始服用降压药。就这样吃吃停停，到第二年体检的时候，李奶奶一测量发现血压165/90mmHg，经过一番检查，最终被诊断为"高血压2级，很高危"。

李奶奶百思不得其解，为什么自己注重养生和保健，反而病情越来越严重呢？

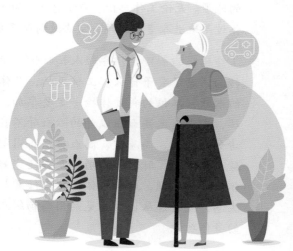

关于降压药物应该知道的重点

◎ 降压药的副作用有哪些？如何避免这些副作用

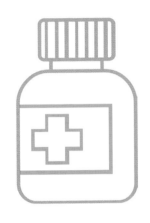

一种药物常常具有多种作用，除了治疗目的以外的作用便称为副作用。常见的降压药副作用常包括：如血管紧张素转化酶抑制剂/血管紧张素Ⅱ受体阻滞剂（ACEI/ARB）类可能引起肾功能损伤、肝功能异常、超敏反应等；β受体阻滞剂类可能引起心动过缓、心悸等；钙通道阻滞药类可能引起头痛、便秘、肝肾功能异常等；利尿药可能引起电解质紊乱、乏力、休克等；α受体阻滞剂类可能引起乏力、心悸、恶心、嗜睡等；在服用降压药物之后应当定期监测血压，定期到医院复诊检查，在发现有相应的副作用之后，在医师的指导下进行调药、换药或停药。

◎ 降压药是否吃了就不能停

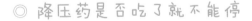

对于原发性高血压的患者，可以尝试改变膳食结构、调整生活方式，同时在医师的指导下停药。对于继发性高血压的患者，在原发病治疗之后，可以考虑停用降压药物。

何时需要专业帮助

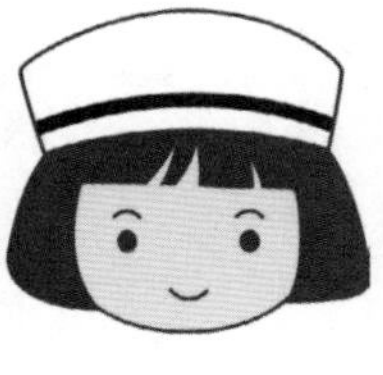

定期到医院或自行监测血压、心率，一旦发现异常，或出现任何不适，建议到医院就诊。

牢记

做好"道听途说不可信，定期随访要牢记。"

❋ **道听途说不可信**：高血压患者，尤其是中老年高血压患者，在电视广告或是街头小报上听说高血压的"新疗法"时，切勿轻易听信，甚至是不遵医嘱擅自停用降压药物，亦或是改换降压"新疗法"。当对降压治疗存在疑惑时，应及时就诊，咨询专业医师的意见。

❋ **定期随访要牢记**：对于首次服用降压药物的患者，建议每个月到医院就诊，复查心电图、心脏彩色多普勒超声、肝肾功能等检验、检查。对于长期服用降压药物的患者，建议每3~6个月到医院复查。若出现监测血压、心率异常，或有任何不适症状，建议立即到医院就诊。

季节变换，高血压治疗一成不变

周爷爷是一位退休工人，家里的小女儿今年刚考上医学院的研究生，说起当初学医的初衷，还离不开周爷爷的老病根——高血压。周爷爷年轻的时候工作辛苦，常常干的是重体力活，饮食上也就要比常人重口味一些，他还常常开玩笑说"我老周吃过的盐，可比你们走过的路还要多"。5 年前，单位组织体检的时候，周爷爷被诊断为高血压，戴上了"慢性疾病"的帽子。但在女儿的监督下，周爷爷改善了饮食结构、规律监测血压、定期检查，在医师的指导下合理用药。夏季来临，医师嘱咐周爷爷可以适当减少降压药的用量；寒冬逼近，医师又嘱咐周爷爷可以适当增加降压药的用量。病友群里的老王羡慕得不行，总是问他，"老周啊，为什么你一会儿吃药一会儿停药，一会儿加药一会儿减药的，血压控制得这么好，而我顿顿吃药，血压反而忽高忽低呢？"周爷爷笑着跟他说，"老王啊，这降压药的用法不是一成不变的，我那是被女儿和医师双重监督着呢。"

老王不禁感到疑惑，这降压药的用法到底该如何变化呢？

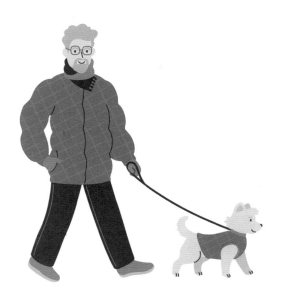

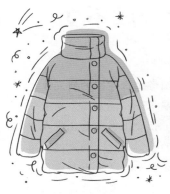

冬春季注意防寒

◎ 血压的高低是否与季节相关呢

血压的高低与温度相关，所以通常冬季的血压要高于夏季的血压。因为冬季寒冷会刺激血管收缩，血压相应就会有所升高；而夏季炎热，血管舒张，血压就会有所下降。

◎ 如何针对季节变化调整降压药物

当气温降低导致血压进一步升高时，建议在医师的指导下适当增加降压药物的用量；而当气温升高，血压得到较好控制时，建议在医师的指导下减少降压药物的用量。

◎ 血压正常是否可以停用降压药物

对于高血压患者，如果血压控制在正常范围，说明降压药的用法、用量都处于一个恰当的范围，而这个时候如果突然停药，在没有降压药物干预的情况下，血压往往会出现反弹，会对身体造成一些不必要的损害，因此不建议高血压患者在血压控制在正常范围后就自行减药或停药，应当规律复查、定期就诊，在医师的指导下合理用药。

何时需要
专业帮助

对于降压药物的调整，建议在医师的指导下进行，同时应当在调药期间，规律监测血压波动情况，切忌自行调药或在没有监测血压的情况下减药。

牢记

做好"监测血压明波动，如有异常早就诊。"

❋ **监测血压明波动**：监测血压时，应当在测量前舒适地坐在安静的环境中 5 分钟，然后进行 2 次血压测量，每次间隔 1~2 分钟，若 2 次血压测量读数相差 > 10mmHg，应当再进行一次血压测量，血压以最后 2 次血压读数的平均值进行记录。同时建议每天清晨和傍晚各进行一次血压测量并进行记录，掌握血压的波动情况。若血压出现异常时，建议多时段、多次测量血压并进行记录，以便定期复诊时，医师得以合理调整降压药物。

❋ **如有异常早就诊**：在确诊高血压之后，应当在医师的指导下规律服药，同时自行监测血压，记录血压波动情况，若出现长时间血压控制异常，应尽早就诊咨询医师，调整降压药物。

停药、换药一定要遵医嘱

很多高血压患者在服药一段时间后，发现血压下降或恢复正常，就自行减量或停服药物。这是非常错误的做法，因为高血压的病理一旦启动，多数人会伴随终生，减量或停药后，血压迟早会上升。血压时高时低剧烈波动，对肾脏、脑血管的伤害更大。因此，减量或停药一定要先咨询医生，切勿擅自或在他人的劝说下进行。

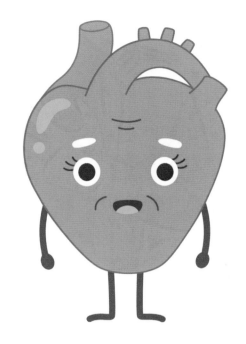

第四章

冠心病

第一节
河流堵塞，土地还能肥沃吗

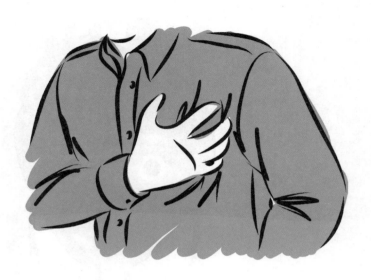

张大爷，最近每次上 5 楼都觉得胸闷、憋气，有时候走得快一点也会出现胸闷、憋气，不得不休息几分钟才能继续上楼。

开始张大爷并未留意，可是最近 3 天，胸闷、憋气的情况越来越严重了。上 2 楼也会觉得胸闷、憋气，甚至有时候在家休息的时候，也会觉得胸闷、憋气，非常不舒服。这才让孩子带着他来看病。

根据张大爷的描述，我们觉得张大爷的胸闷、憋气是由冠心病引起的心绞痛。

◎ 哪些人的心脏血管更容易堵塞呢

平时有高血压、糖尿病、高脂血症、肥胖，长期吸烟，有冠心病家族史，年龄大的人更容易出现心脏血管的堵塞，这些我们叫高危因素。

如果您有高危因素，那血液里面的"垃圾"更容易沉积到血管壁上形成斑块，导致血管狭窄、血流淤塞，从而引起心绞痛症状，此时一定要及时到医院就诊治疗，如果不重视，拖久了，血管堵塞得更严重，还可能引起心肌梗死、心脏功能衰竭甚至猝死。

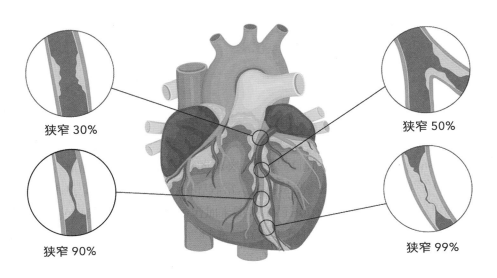

狭窄 30%

狭窄 50%

狭窄 90%

狭窄 99%

冠状动脉粥样硬化引起冠状动脉管腔狭窄

因为张大爷的心绞痛反复发作，逐渐加重，药物治疗不明显，所以医师给张大爷做了心脏血管造影。造影发现，张大爷的心脏血管已经严重狭窄了，再不重视可能会完全堵塞导致心肌梗死。于是医师给张大爷做了介入治疗，植入了支架，狭窄的血管管腔恢复了正常大小。术后张大爷好了，出院后，活动、快走再也没有出现过胸闷、憋气的症状。

小贴士

改变我们的生活习惯，远离冠心病的高危因素，出现症状及时就医治疗，才能让灌溉心脏的河流永保畅通。

第二节
冠心病患者一定要植入支架吗

年近 60 岁的张大爷最近外出晨练时胸口感觉有些不舒服，就像有块石头压在胸口，喘不上气，有时候又觉得像有人把自己的心脏捏住一样，活动时感觉特别明显，休息一下稍微好一些。听好友王大爷说这是心脏病的症状，得去医院检查，于是张大爷在家人的陪同下来到当地医院就诊。心血管科的医师听了张大爷

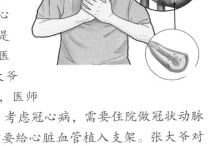

描述的症状给张大爷做了心电图，医师说张大爷心电图显示有心肌缺血，考虑冠心病，需要住院做冠状动脉造影（简称冠脉造影），必要时需要给心脏血管植入支架。张大爷对于植入支架很排斥，但又害怕不听医师的话会引发更大的危害。那么，得了冠心病就一定要植入支架吗？

关于冠心病应该知道的重点

◎ 什么是冠心病

　　冠状动脉就像心脏上面的河流，如果河流因为各种原因堵塞了，根据堵塞的不同程度，出现的临床症状不一样，常见的临床症状为胸闷、胸痛、呼吸困难等。

65

其实不然，对于高度怀疑冠心病的患者，医师会根据患者情况，进一步做冠脉造影，目前冠脉造影为诊断冠心病的"金标准"，冠脉造影提示冠状动脉狭窄 ≥ 50% 的患者可以诊断冠心病。

对于冠心病的治疗，目前有 3 种主要治疗方式：药物治疗、冠脉支架植入、冠脉动脉搭桥术。

对于血管狭窄程度不重，且药物治疗后症状明显缓解的患者可以选择药物强化治疗；而对于血管狭窄程度重，且症状明显的患者，医师会根据患者的血管情况，建议患者选择植入支架或者外科搭桥手术。所以，药物治疗是基石，是预防血管堵塞的最基本的方式。

如果冠脉造影提示狭窄程度严重，根据患者的具体情况，可以选择介入治疗（也就是微创手术），或者外科手术（也就是搭桥手术）。那么，介入治疗一定要植入支架吗？

支架植入只是改善狭窄的一种常用手段，每个人的具体情况有差异，医师会综合患者的个体情况决定介入方案。有时候除了造影以外，还可能需要进一步的影像学支

1 动脉粥样硬化斑块堵塞冠状动脉

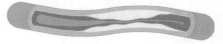

2 通过指引钢丝把球囊
送至冠状动脉狭窄处

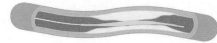

3 扩张球囊，挤压斑块

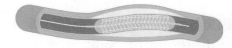

4 支架植入成功

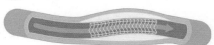

植入冠状动脉支架

持，比如给心脏血管做血管内超声成像（IVUS）或者做光学相干断层扫描（OCT）来更精准地评估血管堵塞的性质、特点，决定是否植入支架；有时还需要评估影像学上的狭窄是否会对心脏供血造成影响，此时医师会进行心脏血管的功能学评估，即冠脉血流储备分数（FFR），如果没有问题，也不一定需要植入支架；另外，医师还会评估患者的其他合并症状，是不是合并瓣膜疾病，是不是属于容易出血或者容易形成血栓的体质，是不是近期因为其他疾病需要行外科手术，此时可能仅仅开通血管或者使用药物球囊，也不一定植入支架。所以，植入支架虽然是改善狭窄和堵塞最常用的方法，但也会因人而异，相信你的心内科医师会为你制订最适合你的治疗方案。

小贴士

胸闷、胸痛和喘不了气（呼吸困难），冠心病症状须记仔细。

哪些患者要注意，肥胖、三高、吸烟的人要警惕。

有了症状不要慌，及时就诊要跟上。

如果药物不能挡，支架或搭桥来帮忙。

戒烟减重控三高，健康生活保心脏。

第三节
植入支架和搭桥有什么不同

张大爷最近看上去有些忧心忡忡，好友王大爷一问才知道。原来张大爷老伴因为胸口不舒服去医院做了心脏超声造影，医师说张大爷老伴心脏血管堵塞太严重，不适合植入支架，需要去外科做冠状动脉搭桥手术（俗称搭桥），但是听说心脏搭桥需要开胸。张大爷担心老伴年龄大了，承受不起开胸这样的大手术。那么，植入支架和搭桥有什么不同呢？如果您遇到这样的问题，该如何去选择呢？不要慌，下文将细细道来。

关于冠心病应该知道的重点

◎ 何为冠心病

冠状动脉因为各种原因被堵塞，堵塞后就会引起心肌缺血，堵塞程度不同，所带来的临床症状、治疗方式及远期预后也不一样。如果将心脏比作房屋，心脏血管就像房屋的管道，管道出了问题，那么水流自然不通畅。这时，医师便扮演管道维修工的角色，想办法去疏通管道。疏通管道主要有以下方法：润滑剂（药物治疗）、管道的内固定（植入支架）、更换管道（搭桥）。第一种方法所适用的范围有限，对于血管狭窄严重的患者，更适合选择植入支架或搭桥手术。

◎ 植入支架或搭桥？如何选择

冠脉支架植入术：植入支架是心内科医师的"势力范围"，优势在于创伤小、恢复快，不需要开刀，手术过程中患者全程处于清醒状态。以人体的血管系统（常为桡动脉或股动脉）为路径，将支架输送到心脏血管的狭窄部位后使支架膨胀，支架膨胀后，心脏血管狭窄的部位通过支架的固定就会通畅。就像家里的管道，时间长了之后管道内会有杂质让管道面积变小，如果放任不管，管道内的杂质就会完全堵塞水管，而支架的作用就是让狭窄的管道恢复成管道原来的大小。

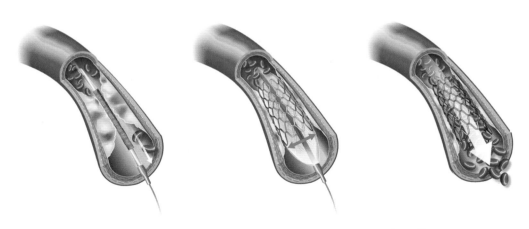

植入冠状动脉支架后，冠状动脉管腔较治疗前畅通

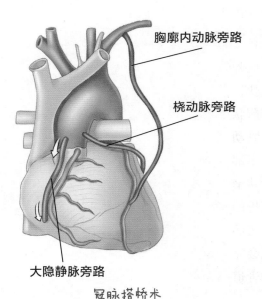

胸廓内动脉旁路

桡动脉旁路

大隐静脉旁路

冠脉搭桥术

冠状动脉搭桥术：搭桥术是心脏外科医师的"势力范围"，患者需要全身麻醉、开胸，优点在于术中风险相对较小，手术成功率高，远期血管再狭窄率低。搭桥术是截取患者本身的血管（常为大隐静脉或胸廓内动脉），这段血管可以看作城市中的高架桥，它绕过了原本淤堵的路段，远端连接到远处健康的心脏血管上，相当于心脏血管就有了两条通路，原本的那条通路因为淤堵血流不能向前，而搭建的高架桥可以让血流保持通畅。就像家里的某段旧管道怎么修也修不好，我们换用的新管道搭建在旧管道的前后两端，水流同样可以保持通畅。

小贴士

　　无论是内科植入支架还是外科搭桥，最终目的是解决心脏血管狭窄问题，让心脏血流保持通畅，缓解患者症状，降低死亡风险。植入支架和外科搭桥孰优孰劣，并没有确切的答案，需要根据患者本身血管病变情况、狭窄位置及一般情况来综合评估，根据医师的建议，选择最合适的手术方式，才能达到最优的治疗效果。

第四节
冠脉支架植入术后，可以一劳永逸吗

张大爷最近生了场重病，听说是心脏有问题，可没过几天，张大爷又精神抖擞地回来了，回来之后张大爷还是那个张大爷，饭菜不忌油腻，没事还点上一根烟，异常潇洒，根本看不出是心脏做了手术的人。好友李大爷听别人说心脏有问题的人需要戒烟限酒、清淡饮食，还专门劝说过张大爷，但每次张大爷都不以为然地说："没事，医师给我装了支架，我已经全好了。"没过多久，张大爷再次住院，听医师说张大爷新装的支架堵塞了。

其实，生活中像张大爷这样的案例并不少见，很多人以为，只要装了支架，心脏病就治好了，答案是否定的。

植入支架后应该知道的重点

◎ 冠心病病因

冠心病的病因除了年龄、性别、基因等不可控的因素之外，冠心病更"中意"以下人群：生活不规律、肥胖、不爱运动、重油重盐、过量饮酒、抽烟、长期熬夜的"健康"人群；患有高血压、高血脂、糖尿病且未控制达标的病患人群。上述因素会导致冠状动脉粥样硬化、冠脉管腔狭窄、心肌血流不足，从而引起心肌缺血的症状，甚至导致冠脉完全堵塞，引发急性心肌梗死。兵书上讲，知己知彼，方能百战百胜。所以知道了冠心病的发病机制，就应该明白即使植入了支架，也还须注意调理生活方式及饮食习惯，控制好血脂、血糖、血压，减少危险因素，"死神"才不会再次找上门来。

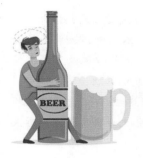

酗酒

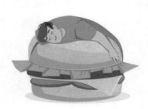

高脂高盐饮食

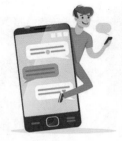

运动量减少

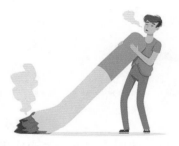

吸烟

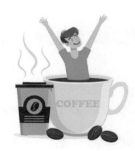

熬夜

改变不良的生活习惯

植入血管内的支架是异物，支架本身会引起血小板聚集，导致血栓形成，从而堵塞血管，除了长期服用抗血小板聚集的药物（常见的为阿司匹林、氯吡格雷）外，还有一些专业术语叫冠心病二级预防的药物，比如调脂稳定斑块类（他汀类）、降低心肌耗氧类（洛尔类）、改善心室重构类（普利类或沙坦类）等药物。他汀类药物主要有稳定血管斑块的作用，血管内的斑块一旦破裂，就会导致血管内急性血栓的形成，从而堵塞血管；洛尔类药物主要是减少心脏做功，您可以理解为让心脏跳动的次数少一点，让心脏没那么累；而普利类或沙坦类药物您可以理解为稳定心脏结构，不让心脏变大，人的心脏一旦变大，它的收缩能力就会变弱，就像一个人变胖，他的运动耐量就会降低一样。所以，上述药物对于冠心病的患者可谓意义非凡，即使出现了药物不良反应，也应该在医师的指导下调整药物，而不是擅自停药。

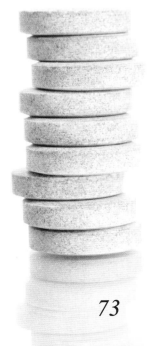

◎ 调整心态，适量运动

冠心病并非不治之症，得了冠心病也不要太过紧张、焦虑，也不应该因噎废食，整天一动不动，冠心病患者不建议剧烈运动，但平时适量锻炼、慢跑、快走都是可以的。

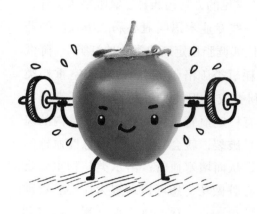

◎ 定期复查

冠心病患者一定要遵医嘱定期复查，不仅要复查支架情况，而且要复查血脂、血糖、血压的控制情况，还有心率快慢、有无药物对其他器官的损伤等情况。谨记心脏如有不适感，应立即就医。

冠心病是慢性疾病，是要当成一辈子的敌人打持久战的，植入支架，只是万里长征完成了良好的第一步，坚持更健康的生活习惯，保持更仔细的医疗随访，才是保证最后打赢持久战的更好的策略。

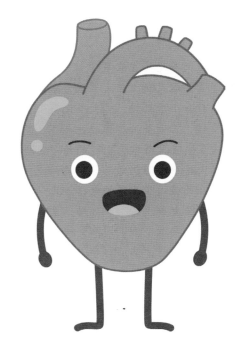

第五章

心律失常

第一节

心脏小鹿乱撞，
是爱情来了还是心律失常

王大爷退休在家多年，平时喜欢跟小区的邻居们跳跳广场舞活动下筋骨。这天晚上王大爷照常跟邻居们跳广场舞时突然感觉到心跳加速，犹如小鹿乱撞，王大爷记得上次这样还是年轻时第一次见到老伴的时候，王大爷心想都一把年纪了怎么还找回了初恋的感觉，难道是太累了？王大爷就在附近的椅子上坐下休息，但很快就发现不对，休息了大半个小时仍然感觉心跳加速，没有明显好转，意识到不对的王大爷立马拨通了儿子的电话，儿子把王大爷送去医院，医师做了心电图告诉王大爷这是心房颤动，是一种心律失常，常见于老年人，要根治的话需要做个微创手术，叫做射频导管消融术，不需要开刀，从大腿的血管穿针，然后把导管送到心脏消融就行了。王大爷有点纳闷了，怎么自己突然就出现心律失常了呢？

关于心律失常应该知道的重点

◎ 什么是心律失常

简单来说，心律失常就是心脏不听指挥乱跳了，分为缓慢性心律失常和快速性心律失常。缓慢性心律失常就是我们通常所说的心跳慢了，主要是因为心脏这个"发动机"老化所致，所以常见于老年人，可以出现心悸、头晕、眼前发黑，甚至晕倒等症状，这些都是心脏供血不足的表现，这时就需要植入心脏起搏器来带动心脏跳动。快速性心律失常主要表现为心跳加速，犹如小鹿乱撞，包括阵发性室上性心动过速（简称室上速）、心房颤动、心房扑动、房性心动过速、室性心动过速、期前收缩等，可出现在各个年龄段，有器质性心脏病的人容易出现心律失常，没有器质性心脏病的人也可出现心律失常，这时医师就需要针对不同的患者、不同的心律失常推荐药物进行保守治疗或者行射频消融术。

◎ 如何预防心律失常

早睡早起，戒烟戒酒‖熬夜、抽烟、过度饮酒都可导致室性期前收缩，增加心房颤动以及各种房性心律失常的发生风险。

适当运动，减轻体重‖研究表明，运动过少或长时间高强度运动都能增加心房颤动发生的风险，而肥胖不仅加重心脏负担，还与冠心病发病率明显相关，容易诱发心律失常。

调整心态，放松心情‖长时间焦虑一般会伴有交感神经系统功能亢进，可出现胸闷、心悸等心脏神经官能症表现，也可诱发房性期前收缩、室性期前收缩等心律失常。

控制血压，降低血糖‖高血压、糖尿病不仅导致高血压心脏病、糖尿病心脏病，还明显增加冠心病患病率，引起心房纤维化，从而引起各种心律失常。

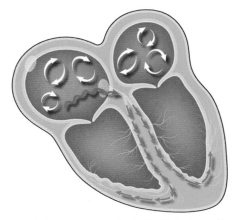

心房颤动时，心房内有很多的电学小环，导致心律极为紊乱

小贴士

早睡早起，戒烟戒酒
适当运动，减轻体重
调整心态，放松心情

第二节

打击乱跳的犯罪分子——
射频导管消融术治疗的阻击和围堵

李女士今年45岁，在休息时不明原因、突然出现了心跳加快，自己摸脉搏感觉脉率很快，经过卧床休息后心跳快仍无法缓解，且逐渐出现了头晕和呼吸困难，李女士随后在家人的陪同下来到医院的急诊科。急诊科医师立即给李女士做了心电图检查，结果提示李女士心率达到了180次/min，医师说李女士所患的疾病为阵发性室上性心动过速（简称阵发性室上速），医师通过刺激李女士咽喉部诱导恶心的方法没能终止心动过速，随后医师通过静脉使用药物后李女士的心动过速迅速得到了缓解，心率恢复了正常，头晕及呼吸困难的症状也得到了缓解。

通过医师详细询问后得知，这已经不是李女士第一次犯病了。李女士在20岁左右时，就开始反复发作心跳快，以前发作得不频繁，几年才发作一次，每次持续10多分钟至半小时左右，都可以自行缓解。在不发作期间，李女士无任何身体不适。由于心跳快发作的次数不多，持续时间短，李女士一直未引起重视，未到医院就诊。近2年来，李女士的病情较前有所加重，每年都会发作1~3次，自觉持续的时间比之前延长，但每次都可以自行缓解。这次发病后，李女士的症状持续无法缓解，来到医院后，医师帮忙终止了心动过速，也帮李女士搞清楚了这个多年老毛病的原因。

医师告诉李女士，阵发性室上速是可以通过射频导管消融术（简称射频消融）根治的。这个病的原因是由于心脏的电路（心脏的传导系统）出了问题，通常是多长了一条电路（异常电路），当正常电路和异常电路之间形成环路后，就会引起心跳突然加快，一般可达150~200次，甚至可高达250次/min，会引起患者心悸，严重时，由于心跳太快，可导致心肌耗氧量增加和心脏泵血量下降，可能导致患者发生心绞痛、呼吸困难、头晕、黑矇、晕厥等。

关于射频消融应该知道的重点

◎ 什么是射频消融

射频消融治疗阵发性室上速的成功率可达到 95% 以上。这是一种微创手术，术中采用穿刺部位局部麻醉，因此患者在整个手术过程中是清醒的。一般是穿刺腹股沟处的股静脉，部分患者需要穿刺腹股沟处的股动脉，穿刺过程中一般无痛或仅有轻微的疼痛，疼痛感通常是

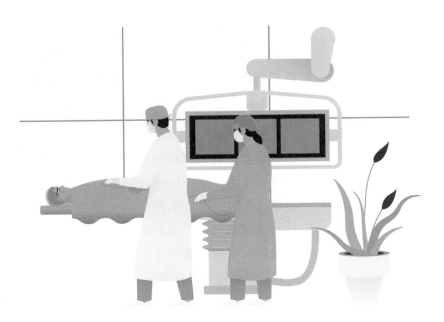

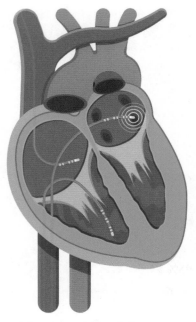

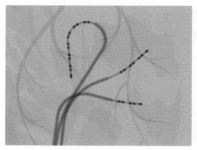

射频消融

可以忍受的，腹股沟处的伤口一般很小，通常在 3mm 左右。

穿刺成功后医师会在股静脉内植入血管鞘，通过血管鞘送入电极达到心脏的相应部位。通过刺激电极放电可对患者进行心脏电生理检查，这个检查的目的是把患者既往发作的心动过速诱发出来，搞清楚患者心动过速的病因，判断患者是否存在异常电路及异常电路的位置，随后医师会通过腹股沟的血管鞘送入消融电极导管到达心脏，找到患者异常电路的位置，放电后异常电路局部会产生热损伤（细胞脱水、变性、坏死），导致异常电路的功能完全丧失，随后医师会反复多次检测患者的异常电路是否还存在、功能是否完全丧失。如果证实患者异常电路的功能完全丧失，反复刺激无法再次诱发心动过速，证实手术成功，随后拔出所有电极和鞘管，穿刺处压迫止血及包扎。术后一般 12 ~ 24 小时，若穿刺处无渗血及血肿，患者即可下床活动，术后若复查无异常，一般 1 ~ 2 天即可出院。

李女士听了医师的介绍，与家属沟通后决定手术，术中医师找到了引起李女士心动过速的"犯罪分子"，并成功为李女士进行了射频消融，术后李女士的腹股沟穿刺处伤口很快就愈合了。出院后，李女士的心动过速再也没有发作了。

◎ 引起心跳快的原因有哪些

引起心跳快的原因其实是非常多的，常见原因包括窦性心动过速、阵发性室上速、心房颤动、室性心动过速、室性期前收缩、房性期前收缩、房性心动过速等。很多器质性心脏病的患者都伴有心跳快的表现，常见的包括高血压、心力衰竭、冠心病、风湿性心脏病等。很多非心脏的疾病也可能引起心跳快，常见的包括：甲状腺功能亢进（简称甲亢）、贫血、慢性阻塞性肺疾病（慢阻肺）、感染发热等。在情绪激动、紧张、睡眠休息不足时，也常常可出现心跳快。

◎ 如何判断心跳快是由阵发性室上速所致

阵发性室上速的诊断方法包括：①心悸发作时做心电图，这要求患者在发作心悸后立即到附近的医院查心电图。对于部分患者，可行动态心电图检查。②部分患者可考虑行食管调搏，食管调搏是将电极导管经鼻腔送入食管，由于食管紧邻心房后壁，通过电极刺激，可刺激心房，从而诱发心动过速，以判断患者心动过速的性质，同时食管调搏可用于终止阵发性室上速。③部分患者在不发作心悸时的心电图发现有心脏旁道的表现（预激综合征），若患者有反复突发突止的心悸发作，这类患者的心悸常常与心脏旁道有关，可考虑行心内电生理检查协助诊断。④部分患者反复发作心悸，但总是无法抓拍到心悸发作时的心电图，食管调搏也无法诱发心动过速，心悸不发作时心电图也没有预激综合征，若临床医师判断患者高度可疑为阵发性室上速，可考虑行心内电生理检查协助诊断，部分患者也可以考虑皮下植入心电监测记录仪协助诊断。

◎ 阵发性室上速的患者一定要行射频导管消融术吗

对于发作次数较少、发作时持续时间短且症状轻的患者，可予以观察。对于发作频繁、发作时症状严重的患者，由于射频导管消融术成功率高，建议尽早行射频导管消融术。长期使用药物预防发作的效果欠佳且不良反应多，一般不推荐。

◎ 阵发性室上速行射频导管消融术有风险吗

自 1989 年射频导管消融技术正式应用于人体，1991 年该技术引入我国后迅速普及。迄今为止，我国数以百万的快速性心律失常患者由此而根治。目前，射频消融治疗阵发性室上速的技术是十分成熟的，能安全、有效地根治室上速。但手术仍存在一定的风险性，包括：血管穿刺部位出血、血肿、假性动脉瘤、动静脉瘘等。若穿刺锁骨下静脉，可能出现气胸、血胸等。术中可能出现房室传导阻滞、心包填塞等风险。术后可能出现下肢静脉血栓及肺栓塞。总体来讲，上述风险的发生率是比较低的。

◎ 阵发性室上速射频消融治疗后会复发吗

阵发性室上速行射频消融治疗后仍有 3% ~ 5% 的患者复发。导致复发的原因包括：患者异常电路的位置与正常电路过于接近，因害怕损伤正常电路导致消融不彻底；患者异常电路的位置位于心外膜，导致损伤不完全；患者异常电路的位置较特殊，导致消融导管无法稳定贴靠。对于阵发性室上速射频消融治疗后复发的患者，大部分患者可考虑再次行射频导管消融术。

◎ 家庭紧急处理方法

若患者既往已被明确诊断为阵发性室上速，若再次突发心悸，可先采用刺激迷走神经的方法尝试终止心动过速，包括瓦尔萨尔瓦（Valsalva）动作（深吸气后屏气，再用力做呼吸动作，屏住呼吸 0 ~ 30 秒），刺激咽喉部诱导恶心，颈动脉窦按摩（患者取仰卧位，先按摩右侧，每次 5 ~ 10 秒，切忌双侧同时按摩）。部分患者经刺激迷走神经后可终止室上速，若室上速持续不能终止，尤其是出现了胸痛、呼吸困难、头晕、黑矇甚至晕厥等症状的患者，应立即到医院就诊。

若患者既往诊断不明，突发心悸，建议立即到医院行心电图检查。

何时需要专业帮助

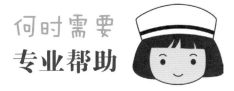

部分阵发性室上速的患者，通过刺激迷走神经的方法（见前述）可终止心动过速。若心动过速持续不能缓解，或出现了头晕、黑矇、晕厥、呼吸困难、胸痛等症状，须尽快到医院就诊。对于反复发作的阵发性室上速的患者，建议行射频消融治疗。

> ## 牢记
>
> 做好"一刺激、二观察、三急诊、四射频。"

❋ **一刺激**：若患者既往已被明确诊断为阵发性室上速，若再次突发心悸，可先采用刺激迷走神经的方法尝试终止心动过速。若患者既往诊断不明，突发心悸，建议立即到医院行心电图检查。

❋ **二观察**：采用刺激迷走神经的方法后，部分患者的心动过速可终止。须注意观察患者有无头晕、黑矇、晕厥、呼吸困难、胸痛等症状。

❋ **三急诊**：若刺激迷走神经仍不能终止心动过速，或者患者出现头晕、黑矇、晕厥、呼吸困难、胸痛等症状，须立即到医院急诊。

❋ **四射频**：对于反复发作的阵发性室上速的患者，建议行射频消融治疗。

第三节
细说心房颤动

张大爷今年 70 岁，患有多年的高血压和糖尿病，但平时未规律服用降压药和降糖药，血压和血糖控制得很不理想，张大爷平时常常感觉心脏乱跳，时轻时重，但未到医院诊治。有一天上午，张大爷休息时突然出现右侧肢体无力、无法正常活动，同时伴有言语不清，症状持续不能缓解。张大爷在家人的陪同下来到医院急诊，经医师检查后发现张大爷所患疾病为急性脑梗死，检查发现张大爷的左侧颈内动脉闭塞，医师立即为张大爷进行了急诊介入取栓术（一种微创手术），张大爷的左侧颈内动脉得到了及时疏通，血流得到了恢复，术后经过精心治疗和康复，张大爷的言语功能和肢体活动能力逐渐得到了恢复。

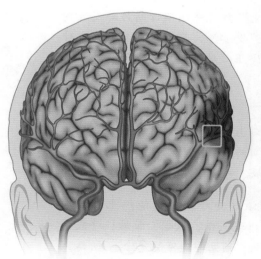
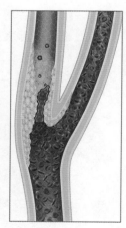

脑梗死

关于房颤应该知道的重点

◎ 什么是房颤

经医师检查后发现，张大爷颈内动脉闭塞是由心房颤动（简称房颤）导致的心房内血栓脱落引起的，心电图检查提示房颤，张大爷平常自觉心脏乱跳就是房颤引起的。房颤是一种常见的心律失常，在老年人和患有高血压、冠心病、心衰、风湿性心脏病、甲亢、慢阻肺的患者中更为常见。在年龄超过 80 岁的人群中，房颤的患病率可高达 7.5%。房颤是指规律、有序的心房电活动被快速、无序的颤动波取代。房颤通常会导致心室率快且不规则，因此患者会感觉到心脏乱跳。通过心电图检查即可诊断房颤。房颤发生后，心房失去了有效的收缩和舒张，导致心房血液淤滞，从而形成心房血栓，心房血栓通常位于左心耳，栓子脱落后会随着血流移动，导致体循环栓塞，常见的栓塞部位包括脑栓塞、下肢动脉栓塞及肠系膜动脉栓塞等。据统计，房颤可使得患者发生脑梗死的风险增加 4 ~ 5 倍。

张大爷由于没有及时到医院发现其所患的房颤，使得房颤未能得到及时治疗，这是张大爷发生脑梗死的主要原因。可见，当出现心悸、心脏乱跳、乏力、

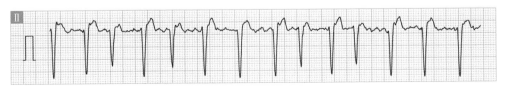

患者心房颤动时的心电图

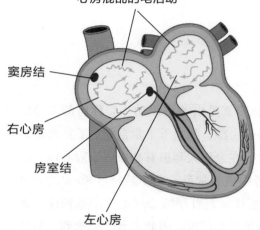

心房颤动

心房混乱的电活动

窦房结

右心房

房室结

左心房

心房颤动导致心房不能正常地
收缩，容易形成血栓，血栓一
旦脱落，随血流运行到大脑，
即可造成脑栓塞

胸闷、运动耐量下降等症状时，需要尽快到医院就诊。早发现、早诊断、早治疗，对于降低房颤引起的危害至关重要。所幸的是，张大爷在出现肢体偏瘫、失语等症状后立即到达医院就诊，医师及时为张大爷开通了阻塞的血管，这也是张大爷能很快康复的重要原因。

◎ 如何发现和诊断房颤

对于出现房颤相关症状，如心悸、心脏乱跳、乏力、胸闷、运动耐量下降等，以及房颤发生风险高的人群，如冠心病、高血压、糖尿病、心衰、风湿性心脏病、甲亢、慢阻肺等疾病患者，需要定期到医院进行房颤筛查。

诊断房颤的方法包括心电图和动态心电图，植入式心电监护记录仪、部分植入式心脏起搏器及除颤器可为房颤的诊断提供重要的依据。

有时，心房颤动呈发作性，患者在医院就诊时转为正常节律，这些患者需要长时间监测才能被发现。新型

心脏健康密码
Xinzang Jiankang Mima

的房颤筛查工具，包括带有心电监测功能的智能手机、手表、血压计等，可为房颤的筛查提供重要的线索。

对于发现房颤的患者，建议到医院的房颤专病门诊就诊。

◎ 房颤的危害有哪些

房颤的致残率、致死率和住院率均很高。除了引起脑梗死、下肢动脉栓塞等体循环栓塞以外，房颤还可明显增加心衰的风险。据统计，房颤使心衰的患病率增加3倍。房颤和心衰常同时存在，并形成恶性循环。同时，房颤还会增加认知功能下降及痴呆的风险。

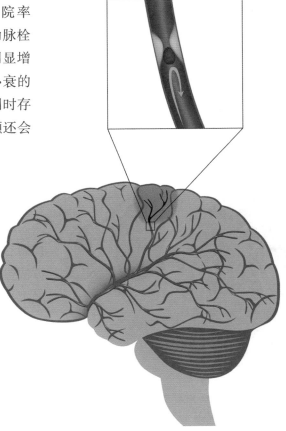

血栓脱落堵塞脑部血管，导致脑栓塞的发生

◎ 房颤如何分类

对于首次发现的房颤，可诊断为首诊房颤；对于持续时间≤7天的房颤，诊断为阵发性房颤；对于持续时间>7天的房颤，诊断为持续性房颤；对于持续时间≥1年的房颤，且患者有转复为窦律（正常心律）意愿的，诊断为长程持续性房颤；对于持续时间≥1年的房颤，且患者无转复为窦律意愿的，诊断为永久性房颤。

◎ 如何治疗房颤

房颤的治疗包括三个方面。

1. 预防卒中，通常采用药物抗凝来实现，部分患者须考虑行左心耳封堵术。

2. 改善患者的症状和生活质量，包括控制心室率或转复为窦律，转复为窦律的方法包括药物复律、电复律和射频导管消融术。

3. 控制患者的合并疾病和危险因素，包括控制好伴随的疾病，如高血压、冠心病、糖尿病、血脂异常、心衰、甲亢、慢阻肺、睡眠呼吸暂停综合征等，控制好体重，改善生活方式，合理膳食，戒烟限酒，适当运动，避免劳累、熬夜，避免焦虑、紧张情绪等。

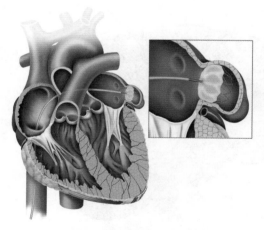

左心耳封堵术采用植入设备堵住左心耳口，避免脱落的血栓导致脑栓塞

　　房颤导致的体循环栓塞是房颤致残、致死的重要原因，因此抗凝治疗是房颤重要的治疗方法。但并非所有的房颤患者均需要抗凝治疗。

　　对于瓣膜性房颤（二尖瓣中度以上狭窄以及机械瓣置换术后）患者，均需要使用华法林进行抗凝治疗，并定期监测凝血功能，维持国际标准化比值（INR）在 2～3 之间。

　　对于非瓣膜性房颤患者，医师会根据患者的实际情况，评价患者的卒中风险，对于卒中风险低危的患者，无需抗凝治疗；对于卒中风险中危的患者，可考虑抗凝治疗；对于卒中风险高危的患者，需要进行抗凝治疗。在启动抗凝治疗时及在抗凝治疗过程中，医师还会定期评估患者的出血风险，对于出血风险高的患者，需要加强监测，并尽量减少可能增加出血的危险因素。

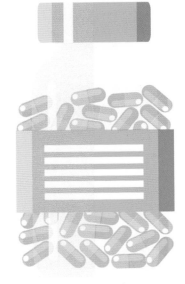

服用抗凝药物的患者，应
该定期到医院随访

　　对于需要抗凝治疗，但出血风险高或存在抗凝禁忌证的患者，可考虑行左心耳封堵术。

　　对于非瓣膜性房颤患者的抗凝药物的选择，目前优先选择新型口服抗凝药物（包括达比加群酯、利伐沙班、艾多沙班及阿哌沙班），与传统抗凝药华法林相比，其主要优势在于使用方便、无须定期监测凝血功能、出血风险更低。

　　对于瓣膜性房颤患者以及重度肾功能受损（肌

酐清除率＜15ml/min）的房颤患者，仍需要使用华法林进行抗凝治疗。

◎ 家庭紧急处理方法

对于在家中发生房颤相关症状（心悸、心脏乱跳等）的患者，首先予以休息，停止体力活动，若症状仍无缓解，或者出现呼吸困难、头晕、胸痛等症状，须尽快到医院就诊。

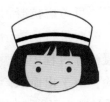

何时需要
专业帮助

由于房颤的处理方法是比较复杂的，建议患者发生房颤后，到医院心血管内科或房颤专病门诊就诊。

无症状心律失常的观察与处理——室性期前收缩

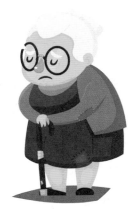

刚退休的李阿姨一向身体健康，例行参加了单位的退休职工体检，等拿到体检报告却告知心律失常——偶发室性期前收缩（又称室性早搏），建议从体检中心转到心内科继续就诊，李阿姨一脸懵圈——也没有不舒服的感觉，却出现心律失常，转到心内科后，又继续做了动态心电图和心脏超声检查，24 小时的动态心电图提示有频发 500 次的室性早搏，心脏超声检查结果正常，医师看过检查后，告诉李阿姨不用吃药，注意休息。

李阿姨平时生活规律，最多就是干点家务活，从医院回家之后就埋下了心病，每天关注自己的心跳，虽然也没有症状，但学会了自己数脉搏，没事就测血压、数脉搏，始终不放心的她两个月后又重新复查了动态心电图，和之前的检查结果相比较也没有大的变化，医师还是没开药，转眼又过去了一年，因为没有什么症状，李阿姨逐渐淡忘了自己的心病。

突然有一天接到一位老朋友家属的电话，被告知自己的老朋友患了冠心病，因为心律失常去世了，这晴天霹雳忽然惊醒了李阿姨，自己的心律失常是不是也是重病先兆，赶紧又去了医院，这次住院给心脏做了彻底检查，还进行了冠脉造影，直到医师告诉她心脏一切正常，而且她的心律失常和她朋友的心律失常不一样，也不用特殊处理，最需要做的就是放宽心态、规律生活、定期复查就好了。李阿姨回家后，总时不时地纠结，没有不舒服的感觉的心律失常到底要不要处理呢？现在的药物和手术该如何选择呢？

91

◎ 什么是室性期前收缩

李阿姨的这种室性期前收缩是心律失常的一种，部分人在体检中被发现，因为每个人的感知不同，所以会表现出不同的症状。有些人能够敏锐地意识到轻微的心律失常，通常表现为典型心悸，或者其他症状，如疲劳、呼吸短促、呼吸困难、胸部不适、头晕或晕厥等非典型表现。但有些人可能完全意识不到心律失常的发作。心律失常是否治疗需要结合它的具体类型、频率、发病因素、风险程度等综合评估处理。根据心律失常风险高低，一般分为良性心律失常和恶性心律失常。

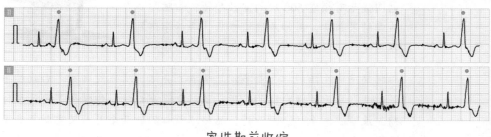

室性期前收缩

◎ 良性心律失常指的是哪些类型的心律失常

良性心律失常指的是没有危险的心律失常，也就是它不会引起血流动力学障碍，不会引起重要器官，如心、脑、肾的灌注不足，包括部分缓慢性心律失常和快速性心律失常。具体来说，窦性心动过缓（心率低于 60 次 /min）、二度 I 型房室传导阻滞、房性期前收缩、房性心动过速、交界性心动过速、心房颤动和心房扑动、交界性期前收缩和频发的单源室性期前收缩，在通常情况下，都属于不引起血流动力学障碍的范畴。

◎ 良性心律失常需要治疗吗

临床上大部分良性心律失常可以不治疗，也有一些特殊的情况需要治疗。

有症状的心律失常

发生的心律失常引起了不适的症状，最多见的是心慌、头晕和胸闷，医师会给在门诊发现期前收缩伴有心慌的患者药物治疗，即抗心律失常药物，也有可能是改善症状的药物。

左、右心室流出道的室性期前收缩

由于有些频繁的期前收缩特别是室性期前收缩会导致心输出量的减少，所以有些频发的室性期前收缩，例如左室、右室的流出道室性期前收缩频率超过 1 万次 /24 小时以上者，往往建议行射频消融治疗。

心房颤动和心房扑动

心房颤动和心房扑动一般把它归在良性的心律失常里面，但是心房颤动和心房扑动是需要治疗的心律失常，包括阵发性的心房颤动也需要治疗。其原因有两个方面，一个方面是它们往往会引起临床症状，如心慌、气喘，以及发生心功能下降（心脏功能减少 1/3）引发心功能不全（心衰），还可以引起血栓形成而导致动脉栓塞的发生，脑梗死就是一个严重的并发症，还可以出现下肢动脉栓塞、肠系膜动脉栓塞等。

阵发性室上性心动过速

包括房性心动过速、房室折返性心动过速和房室结折返性心动过速，阵发性室上性心动过速一旦发生了，因为频率比较快，且发作的原因比较确切，除需要临时中止发作的室上速之外，还需要找到原因并且行射频消融根治治疗。

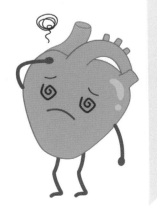

何时需要专业帮助

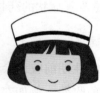

　　有风险的心律失常，即发作心律失常可能会引起血流动力学障碍，会引起心、脑、肾等重要器官的灌注不足，导致生命活动受到影响，这也就是通常所说的恶性心律失常，也叫有风险的心律失常或者有危险的心律失常（危险性心律失常），需要积极地治疗，消除心律失常引起的风险。它包括部分缓慢性心律失常和快速性心律失常。有风险的心律失常一定要治疗，但是如果有把握消除引起这种心律失常的病因，就无须进行预防性治疗，但因为有风险的心律失常也叫恶性心律失常，危险度比较高，临床上都会高度重视，需要联系专业医师，寻找病因并去除病因，同时积极地进行治疗。

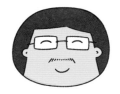

温馨提示
如何远离心律失常

1 **选择适宜的居住环境、保持精神愉快**

人与自然是有机的整体，生活环境对人类的生存和健康影响重大。适宜的生活环境和愉快的精神可保证学习、工作的正常进行，促进健康、长寿。

2 **起居作息规律**

起居有常是养生的基本要求，要做到起卧有时、生活规律，养成按时作息的习惯，预防诱发因素。

3 **需要自我监测及定期检查，早期发现心律失常**

如果感觉心悸，应摸脉搏了解有无脉搏停跳。此外，可以通过听诊、血压计测量发现心律失常的变化。通过规律的心电图以及动态心电图检查可以发现心律失常。

4 **积极预防和治疗引起心律失常的基础疾病**

大部分心律失常和疾病有着一定的关系，所以一旦出现心律失常，首先应该做全面的检查，如果明确是其他疾病造成的，那么应该首先治疗原发性疾病，这样才能够有效控制病情，减少危害的出现。原发性疾病包括高血压、高血脂、糖尿病等。

当你出现心悸、心慌时

　　当频繁出现心悸、心慌时，一定要及早去医院就诊，了解有无心律失常。有时，心悸、心慌呈发作性，持续时间短暂，可就近在社区附近的药房或诊所找医护人员摸脉搏、听诊心音或做心电图，了解有无心律失常发生。

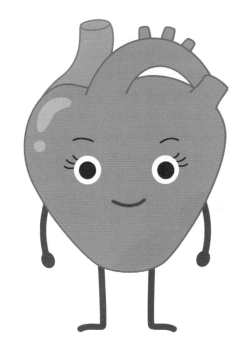

第六章

先天性心脏病

第一节
先天性心脏病会遗传吗

张先生和刘女士结婚2年后终于迎来了自己的第一个宝宝，但是宝宝出生后通过检查却发现患有先天性心脏病（简称先心病）。初为父母的喜悦一下子就被这突如其来的"噩耗"给冲得烟消云散。这对年轻的父母十分不解，认为先天性心脏病属于遗传病，他们夫妻以及双方的父母、兄弟姐妹、家里的其他亲戚都没有患先心病，那为何生下的小孩会患有先心病呢，如果自己的小孩长大成人后生下他们自己的宝宝会不会也患上先心病，带着这些疑问，张先生和刘女士带着孩子来到了某大型三甲医院心脏中心就诊，经过专业医师的耐心解释，他们终于明白了先心病的发病机制其实是非常复杂的，可以由多种不同的因素调控。虽然先心病存在一定家族遗传的倾向，但不应笼统归属于遗传性疾病，患有先心病的父母不一定生出患先心病的宝宝，同样的，正常的父母也有可能生下患先心病的宝宝。

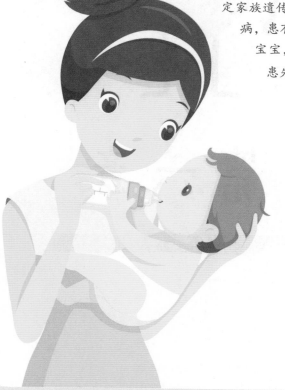

关于先天性心脏病应该知道的重点

◎ 什么是先天性心脏病

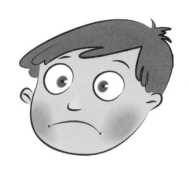

先天性心脏病，也称为先天性心血管疾病（congenital cardiovascular disease），或简称先心病，是指出生时即存在心血管结构及功能异常，即便是成年后被发现，仍然称之为先天性心血管疾病。在胚胎发育过程中正常的心血管结构发生改变或不能正常孕育生长，解剖学可表现为明显的异常血管或者血流改变，同时还会对循环系统的其他结构/功能产生影响。本病病种繁多，同一患者可合并多种先天性心脏结构异常。

◎ 先心病治疗进展

近年来，由于心脏及大血管 CT 造影、心脏磁共振成像、超声心动图，尤其是胎儿心脏彩色多普勒超声检查等心脏影像学检查技术迅猛发展，先天性心血管疾病的检出率明显提高，复杂先心病胎儿出生率也有所下降。得益于先心病介入治疗的广泛开展，部分单纯性先天性心脏病可以得到有效治疗甚至临床治愈。对于复杂的先心病，随着诊疗技术的不断发展，麻醉、心脏外科及微创手术技术水平提高，同时配合介入治疗，部分患者可在婴幼儿时期或者儿童时期得到准确诊断，并得到姑息性治疗或纠正性手术治疗的机会，成年先心病患者将逐渐减少。我国幅员辽阔，一些经济不发达地区，尤其是部分偏远山区，由于检查手段有限以及当地居民孕检意识欠缺等原因，仍有较多先心病患者未能得到早期诊断及有效治疗，甚至部分患者因为出现严重心功能不全才首次就诊，发现时即为艾森曼格综合征（指一组先天性心脏病发展的后果），从而错过最佳手术治疗时期。

◎ 先心病的病因

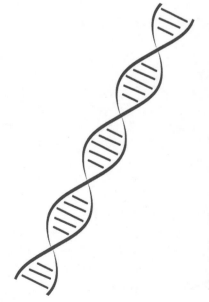

先心病可直接由染色体异常及多基因突变所致，也可与胎儿周围环境或母体身体状况有关。

先心病存在一定的家族遗传的倾向，但先心病不应笼统归属于遗传性疾病。先心病约 90% 为多因素遗传性疾病，仅 5%～10% 为纯遗传性因素所致。根据遗传学发病机制，可将先心病大致分为以下三种，即染色体突变所致先心病、单基因遗传所致先心病，这两种类型的先心病常常伴随心脏以外其他系统的畸变或发育异常，甚至伴随多种遗传性疾病，此时先心病仅为多系统发育异常的一部分；第三种为未合并其他发育异常，独立发生的先心病。患先心病的父母，其子女先心病患病率远高于一般人群，家庭研究表明，父母或者兄弟姐妹中有先心病病史的家族，其新生儿先心病发病率增加 2~5 倍，畸形类型与家族中其他发病成员一致或部分一致。因此，若家族中出现先心病病例，应加强胎儿心脏超声筛查。

胎儿周围环境改变同样也会诱发先天性心脏血管畸形的发生，其中以宫内病毒感染最为重要，妊娠期 3 个月内孕妇感染风疹病毒、柯萨奇病毒、疱疹病毒、巨细胞病毒等，可致胎儿先心病发病率升高。同时孕期缺乏叶酸、接触放射性物质、孕期服用可致畸形药物、酗酒、缺氧、糖尿病等也可成为致病因素。

温馨提示

先天性心脏病病因较多，包括遗传因素和其他多种因素，要重视孕期保健和产科检查。

第二节
发现胎儿有先天性心脏病，要不要引产

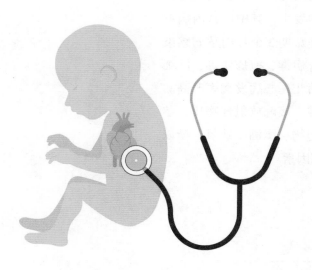

42岁的王女士意外怀上了第二胎，胎儿32周时王女士去医院产检，通过检查发现胎儿患有先天性心脏病。一听说孩子患有心脏病，她本人和家属都表示不愿意要这个孩子，况且家里经济状况也不好，王女士坚决要求引产。但产前门诊的医师并不赞同她的观点，理由是胎儿已接近足月，即便引产，也可能是活的胎儿。而且孩子虽然患有先天性心脏病，但所患疾病是可以治愈的一种先心病——室间隔缺损，缺损大小仅为2mm。这么小的心脏缺损，孩子出生后随着生长发育，完全有可能自己愈合。即使不能完全自愈，也可以在恰当的时机进行微创介入封堵术或者外科修补术治疗，治愈先心病。另外，更重要的一点是，孕妇已怀孕32周，超过了国家规定的28周孕妇自主优生选择权的时限。最终，在医师建议下，王女士选择保留胎儿，继续待产。

关于胎儿有先心病是否需要引产应该知道的重点

◎ 先心病的分类

在日常门诊工作中，常常会碰到孕妇或者家属拿着产检的彩色多普勒超声检查结果来咨询："医师，胎儿患有先天性心脏病，我到底要不要把他/她生下来啊？"有的家长因为缺乏相应的医学常识，一听说是先心病，即便是可以治愈的先心病，也坚决要求引产；而有的父母怀孕不易，不管胎儿有多复杂的先心病也都坚持要生下来，这两种情况都不少见。发现了胎儿有先心病就把胎儿引产，这是一种正确的做法吗？无论是从医学上还是从伦理上，都是一个值得探讨的话题。

先天性心脏病作为先天性畸形最常见的类型，新生儿发病率为0.6%~0.8%。我国每年出生的先心病患儿为13万~15万人，其中最常见为室间隔缺损，约占20%；其次为动脉导管未闭，约占15%；房间隔缺损占12%；肺动脉瓣狭窄约为10%。但在成年先心病患者中比例有所不同，最常见为房间隔缺损及动脉导管未闭。考虑到部分先心病，例如室间隔缺损、肺动脉瓣狭窄、法洛四联症等因血液分流量大，早期即可出现明显的血流动力学改变，因而较早出现症状及并发症，严重影响患儿生长发育及预后，故早期即被发现及诊断，同时及时行手术治疗。部分复杂性先心病因患儿血流动力学显著改变，较早出现严重并发症，患儿不能耐受或者无法外科手术治疗，往往出生后不久即夭折。

很多女性会问，如何能够在怀孕期间就知道胎儿是否患有先心病呢？其实绝大部分患有先天性心脏病的胎儿是可以通过孕检筛查出来的，其中最重要的检查手段就是四维心脏超声检查。如果是高风险的胎儿，建议妊娠 16 周即行胎儿先心病超声筛查，常规的筛查则可以在 18～24 周进行。20～28 周为胎儿心脏超声检查的最佳时期，该检查简单易行，对胎儿和母亲均无伤害，可以部分检测胎儿的发育情况、胎儿是否存在畸形、了解胎盘及羊水情况等。但是，由于孕妇本身和胎儿的一些不可控因素可能影响医师对胎儿畸形的判断，四维心脏超声也存在一定的局限性，因此诊断符合率不可能达到 100%。

温馨提示

对于先天性心脏病，我们既要重视早期筛查，也要注重预防干预。当母亲发现胎儿患有先天性心脏病，切勿紧张、慌乱，避免一刀切地进行引产。应该咨询专业的心脏专科医师，医院也可以通过组织心脏外科、心脏内科、产科、新生儿科、心脏影像科等多学科合作，鼎力相助，早期干预，早期手术，提高患儿救治率、成功率和生存率。

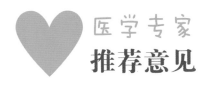 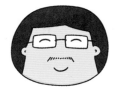

医学专家 推荐意见

如果发现胎儿患有先天性心脏病，到底要不要生下来，怎么办呢？一般心脏专科医师会根据胎儿先心病的不同类型、疾病特点、严重程度、手术治疗效果及远期预后等因素，给出以下几种建议供参考。

① 强烈建议终止妊娠 针对现阶段确定无法治疗或治疗效果极差的疾病，如染色体病联合多种基因突变、心脏恶性肿瘤，或先心病合并多器官严重畸形，如脑积水、严重脊柱裂等，此类孕妇建议终止妊娠宜早不宜迟。

② 建议终止妊娠 针对现阶段有一定治疗方法，但治疗方法尚不成熟，或者治疗成功率相对较低，同时需要多次分期手术、花销巨大、远期预后效果不理想的先天性心脏病，如左心室发育不良综合征、严重的肺血管发育不良等。

③ 建议保留 针对现阶段有比较成熟的治疗方法、手术成功率相对较高但花费较大、远期效果较好的先天性心脏病，如主动脉缩窄、完全型大动脉转位、右心室双出口、全肺静脉异位引流、肺血管发育良好的肺动脉闭锁等。

④ 强烈建议保留 针对有确切成熟的治疗方法、手术风险低且成功率高、花费较低、远期效果良好甚至可达到临床治愈的先天性心脏病，如房间隔缺损、室间隔缺损、肺动脉瓣狭窄、法洛三联症、肺血管发育良好的法洛四联症、单心房等。建议保留胎儿，则推荐孕妇在有产科母婴先心病救治能力和新生儿先心病救治能力的医学中心生产。

第三节
先天性心脏病能治好吗

小王同学这次期末又考了班上第一名，在老师和家长看来，都是意料之中，一点也不奇怪。从小学一年级开始，小王就表现出出众的学习能力，每次测试都名列前茅，课余还花许多时间学习弹琴、下棋，活跃在学校表演与竞赛的舞台，是学校里的一个小明星，老师和同学都很喜欢他。这一天，学校组织体检，医师拿听诊器听小王心脏的时候，感觉不太正常，有杂音，于是建议小王父母带小王去医院仔细检查一下。到了医院，经过超声检查后，发现是动脉导管未闭（一种常见的先天性心脏病），心脏也已经扩大了。小王的爸爸看到报告单，吓得脸都白了，小王更是吓得哭了起来。家族的荣耀、学校的明星，怎么就出了这种情况呢，赶紧找医师问问怎么办吧。

医师看了报告，告诉小王的爸爸："手术治疗吧。"

小王爸爸焦急地问："能治好吗？手术伤口大不大？风险高不高？要恢复多久？会不会对孩子以后有什么影响？"

听了这一连串的问题，医师笑了："这是一种比较常见的先天性心脏病，而且小朋友的病情不重，通过微创介入的方法就可以完成手术，术后伤口也很小，只是在大腿上有穿刺的针眼而已，如果手术顺利，以后心脏跟正常人的没什么区别！"

听了医师的一番讲解，小王和爸爸平静了下来，眼睛渐渐闪烁出了光芒。

关于先心病治疗应该知道的重点

◎ 先天性心脏病发病率及分类

我国先天性心脏病发病率为 0.6%~0.8%，其中室间隔缺损约占 20%，动脉导管未闭约占 15%，房间隔缺损约占 12%，法洛四联症约占 10%~14%，肺动脉瓣狭窄约占 10%。

◎ 先天性心脏病的治疗

常见的先天性心脏病如果治疗及时，大部分可以通过微创介入的方法或者外科手术治愈。比如房间隔缺损需要穿刺股静脉即可完成手术，手术操作时间约为半小时到 1 小时，术后第 2 天即可下床活动，经复查无异常就可以办理出院。动脉导管未闭、室间隔缺损和肺动脉瓣狭窄等常见的先天性心脏病手术治疗方案也是类似的，微创介入手术都可以取得很好的效果。即便病变特点不太适合微创介入，也还有外科手术可以选择。虽然创伤稍大一点，但是经过手术，大部分患者也可以痊愈，长期来看与常人无异。还有一些比较少见的先天性心脏病，比如主动脉窦瘤破裂、肺动脉瘘、冠状动脉瘘等，也可以通过介入或者外科手术治愈。另外还有一部分先天性心脏病患者是可以自然痊愈的，比如小房缺、小室缺和细小的动脉导管未闭。出生之后心脏及大血管仍然在继续生长和发育，许多这类患者在定期复查时发现缺损逐渐缩小或者完全闭合。即便没有自然痊愈，由于

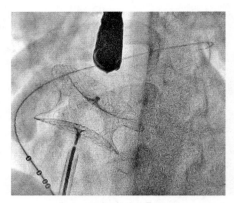
介入封堵房间隔缺损

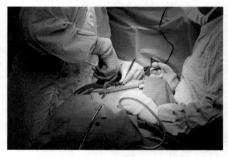
心脏外科手术

对血流动力学影响极小，部分患者也无需手术。

当然，并不是所有的先天性心脏病都可以治愈。比如原发孔型房间隔缺损、单心室、三尖瓣下移畸形、三尖瓣闭锁、共同动脉干等，病情相对比较复杂，如果无法进行根治性手术，部分患者可以进行姑息手术以改善症状，但不能起到根治效果，如改良 Glenn、Fontan 手术，或者作为一种预备手术，促使原来未发育完善的结构生长发育，为根治手术创造条件，如体 - 肺分流术。终末性心脏病及无法用目前的手术方法治疗的复杂先心病也可以考虑心脏移植。严重的先天性心脏病，如完全型大动脉转位或左心发育不良综合征，在出生后必须立即手术，否则患儿将无法生存。也有少数严重的病例在胎儿时期即发生流产或在出生后由于缺氧迅速死亡。

温馨提示

随着技术的进步，大部分先天性心脏病患者都可以治愈。做好产前检查和围生期评估处置，是改善先天性心脏病预后的关键。

第四节

有先天性心脏病的女性，
还能生小孩吗

小刘和小张夫妇俩事业心很强，毕业后一直忙于创业，小有成就，不知不觉过了而立之年。生活中忙忙碌碌、打打闹闹，日子过得飞快，但总觉得生活里少了点什么。有一天，两人出门逛街，迎面一个妈妈牵着一个漂亮的小女孩走了过来，擦肩而过的时候，两人都回头盯着那个小女孩看，待小女孩和她母亲渐渐走远，两人相视一笑，原来，是时候要个孩子了。

下定了决心，两人就开始认真准备。为了更好地备孕，小刘和小张决定先到医院做个全面体检。等体检报告出来，两人快乐的心情却瞬间沉到了谷底。原来，小刘的妻子小张居然患有先心病，这可怎么办？还能要孩子吗？怎么治疗啊？能不能治好呢？一连串巨大的问号在夫妇俩的脑海中不停地闪现。

他们来到了心血管内科门诊，医师询问了病情，仔细分析了小张的超声检查报告，认为小张的病情并不严重，可以通过手术治愈。夫妇俩听了，心中一块石头顿时落了地。

依照医师的安排，小张接受了微创介入治疗，治愈了先心病，术后也恢复得很顺利，顺利出院。几次门诊复查，发现小张的心脏已经恢复了正常的结构和功能，跟正常人基本一样，也不需要再吃药。同时，小刘和小张夫妇也迎来了怀孕的好消息。10个月后，一个健康的宝宝出生了，一家人沉浸在喜悦之中，已经忘记了曾经困扰他们的先心病。

从小刘和小张夫妻俩的例子可以看出，许多有先心病的夫妻也是可以生小孩的。这要根据具体病情来看，不能一概而论。

关于先心病患者生育应该知道的重点

◎ 治疗后生育

首先，绝大多数心脏病患者均有生育能力，除非是患者有合并染色体异常的疾病或者本身还有生殖系统疾病。其次，许多常见的先心病是可以治愈的，比如房间隔缺损、室间隔缺损和动脉导管未闭，只要不是病情特别严重，许多都可以通过介入的方法治愈，就像小张一样，手术之后心脏基本恢复正常，而微创手术又不留瘢痕，无须开刀，心理负担也小。即便部分患者无法通过微创介入处理，也可以通过外科手术治疗，纠正心脏的异常结构，术后许多患者可以完全康复不留后遗症。另外，也有一些先天性心脏病是无须治疗的，比如直径小于 5mm 的房间隔缺损等，这些患者的先天性心脏病病情很轻，对心脏基本上不产生不良影响，也不会对怀孕造成伤害。

◎ 怀孕后才发现自己患有先心病

孕妇在怀孕之后，才发现自己有先心病，这个时候该怎么办呢？随着胎儿的生长发育，孕妇循环系统的负担日渐加重，分娩过程对孕妇的心功能也是很严峻的考验。先心病患者能否顺利度过孕期及顺利分娩，主要取决于患者先心病的病情以及心功能状况。如果是小房缺、细小的动脉导管未闭或很小的室缺，疾病是否需要治疗还存在一定的争议，对心脏的影响也是微乎其微，可以在专业医师的指导下继续妊娠。对有心脏病的患者，我们习惯上将其心功能分为四级，Ⅰ级：体力活动不受限制，日常活动不会引起心功能不全的表现；Ⅱ级：体力活动轻度受限制，一般活动可引起乏力、心悸和呼吸困难等症状；
Ⅲ级：体力活动明显受限制，轻度活动即可
引起乏力、心悸和呼吸困难等症状；Ⅳ级：
体力活动重度受限制，患者不能从事任何活
动，即使在休息时也可出现心衰的各种症状
和体征。心功能越差，孕妇和胎儿的风险就
越高。如果先心病已经引起患者出现了上述
症状，需要审慎评估，必要时须终止妊娠处
理先心病，以避免孕妇陷于极大的风险之中。

◎ 严重先心病患者应严格避孕

　　如果是比较严重的先心病，患者出现口
唇青紫等症状，或者肺动脉压力已经明显增
高，这种情况怀孕、分娩的风险极高，是应
该严格避孕的。

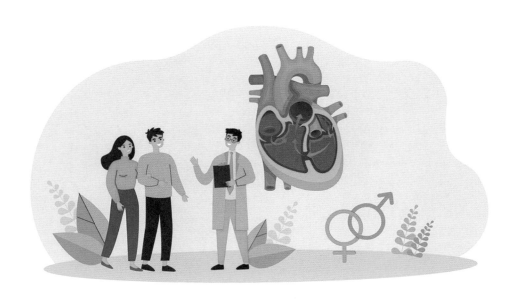

　　实际上，很多心血管疾病都是可医治的，甚至是可以治愈的，并非很多老百姓认为的不治之症。因此，发现先心病不用过度焦虑，年轻女性经治疗后，很多都是可以正常生育的。

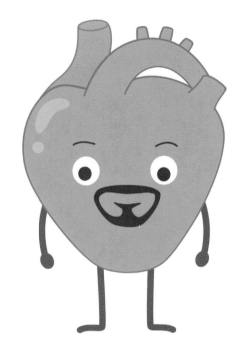

第七章

心脏瓣膜病

第一节

心脏瓣膜，
4扇重要的"单向阀门"

心脏就像一栋由4个房间组成的房子，楼上的两个房间是心房，楼下的两个房间是心室，这栋房子是人体的"能量泵"。血流方向：吸收好氧气的肺血流→左上房间→左下房间→人体→右上房间→右下房间→流入肺部去吸收氧气（吸收完再回左上房间）。

每个房间都有一个单向阀门（主动脉瓣、二尖瓣、肺动脉瓣、三尖瓣），与心脏跳动时收缩的挤压作用相配合，沿着血流方向单向开启，保证心脏中的血液按照以上方向流动。血液流过后阀门会自动关闭，使血流不再逆流回来。

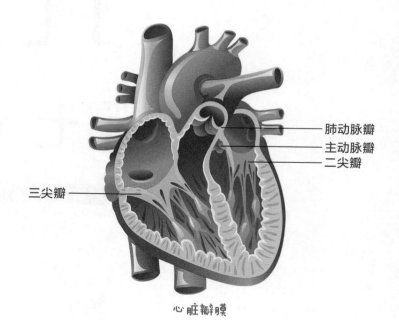

心脏瓣膜

心脏瓣膜病是怎么形成的

心脏的 4 扇单向阀门是由复杂的支撑结构与动力结构来控制的，如瓣环、瓣膜、腱索、乳头肌等，当这些结构因各种原因受损伤时，或本身的阀门制造时就不完善，或阀门受损，就会出现阀门打不开或者关闭不严的情况。如先天发育不良、风湿热等细菌感染、细胞变性、缺血性损伤、创伤等。当原本应该单向的阀门，出现了打不开或者关不严的情况，就会出现瓣膜的狭窄（血不能出去）或反流（血的逆流），血出不去导致人体各个器官缺血，留在心脏内的血液导致心脏负担加重，心脏不堪重负，最后出现心脏功能衰竭。

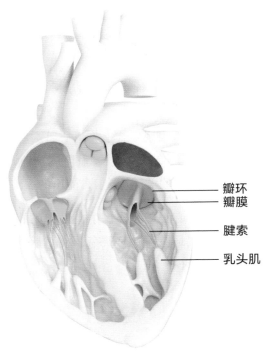

瓣环
瓣膜

腱索

乳头肌

心脏瓣膜的结构

115

第三节
常见的心脏瓣膜病知多少

如上文所述，我们的心脏好比一栋房子，有 4 个房间，左心在左侧，分为左心房、左心室；右心在右侧，分为右心房、右心室。同时心脏又是一个推动血液流动的"泵"，将血液从静脉经右心泵入肺（肺循环）进行氧合，氧合后的动脉血再经左心泵到全身进行利用（体循环）。为了确保血液沿着上述设定好的方向单向流动，进出这 4 个房间，有 4 个单向阀门，分别是二尖瓣、主动脉瓣、三尖瓣和肺动脉瓣，同时阀门的口径又可以保持恰当的血流量。当阀门打不开或者关不严就出现心脏瓣膜病。

关于心脏瓣膜病应该知道的重点

◎ 瓣膜病表现形式与发病原因

从表现形式上看，心脏瓣膜病分为两大类：一是阀门开不全（瓣膜狭窄），血液向前流动受到阻碍；二是阀门关不严（瓣膜关闭不全），流出的血液部分倒流回来。

心脏瓣膜疾病中，最常见的是二尖瓣狭窄、关闭不全，其次是主动脉瓣狭窄、关闭不全，三尖瓣和肺动脉瓣病变相对较少。

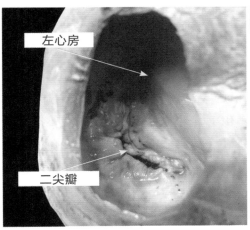

左心房

二尖瓣

二尖瓣狭窄伴关闭不全

二尖瓣

正常二尖瓣

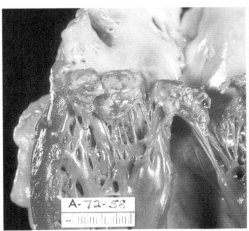

A-72-58

二尖瓣感染性心内膜炎

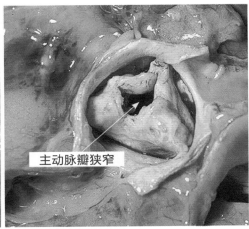

主动脉瓣狭窄

主动脉瓣狭窄

117

从发病原因来看，心脏瓣膜病又分为先天性心脏瓣膜病和后天性心脏瓣膜病。先天性心脏瓣膜病，即出生时就有的瓣膜病变，如部分患者主动脉瓣只有两叶，比正常少了一叶，病变的主动脉瓣开放不全，影响血液流通。后天性心脏瓣膜病由感染、退化及心肌缺血等因素导致，常见因素包括：①感染，由细菌、真菌或其他病原体引起的瓣叶损坏、瓣上赘生物形成为主的病变；使用静脉注射的吸毒者以及瓣膜原先已有问题者（较厚或钙化）容易发生；②风湿，主要指风湿性心脏病，由于感染链球菌，继而引发免疫反应而破坏心脏瓣膜；③退化，随年龄渐长，瓣膜会逐渐退化，以主动脉瓣最常见；④缺血，冠心病引起的乳头肌缺血或坏死。

从受累的瓣膜数量上看，心脏瓣膜病又分为单一瓣膜病和联合瓣膜病。单一心脏瓣膜病，指单个瓣膜受累；联合瓣膜病是指2个或者2个以上瓣膜同时存在病变，最常见于风湿性心脏病。

◎ 如何发现自己得了心脏瓣膜病

心脏瓣膜病患者可能会出现运动或体力劳动后胸闷、心慌、气短、头晕等症状。部分患者平时没有症状，但感冒后出现喘、累等心功能不全症状；有的患者无症状，到医院体检，医师听诊发现有心脏杂音，这时做心脏彩色多普勒超声检查就能发现。

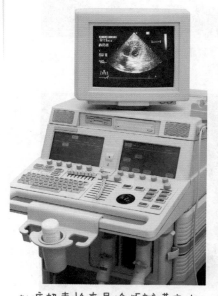

心脏超声检查是诊断瓣膜病的重要检查

◎ 常见的心脏瓣膜病有哪些

二尖瓣狭窄

血液由左心房流向左心室时，阀门（二尖瓣）开不全，导致血流受阻引起的疾病。主要病理改变是二尖瓣（阀门）的瓣膜交界粘连，瓣叶增厚，瓣口变形和狭窄，腱索缩短、融合、钙化，瓣叶活动受限。约60%的单纯二尖瓣狭窄的患者有风湿热病史，而40%风湿热患者最终会发展成二尖瓣狭窄。风湿性二尖瓣狭窄通常是逐渐加重的，早期经过20～40年的缓慢发展期，没有症状；晚期则进展迅速，一旦出现症状，10年左右即可丧失活动能力。严重的二尖瓣狭窄患者有典型的面容——两颧"暗红色"，口唇和四肢末梢轻度乌黑色，可出现咯血、咳粉红色泡沫痰等症状，常于活动、情绪激动、呼吸道感染、怀孕时出现。

二尖瓣关闭不全

血液由左心房流向左心室时，阀门（二尖瓣）关不严，导致血液倒流引起的疾病。主要病理变化是二尖瓣（阀门）瓣叶增厚、挛缩变形、交界粘连，或者是脱垂，导致阀门关不严。分为原发性和继发性，原发性是指瓣膜本身结构病变，我国最常见的是风湿性心脏病；而继发性是指继发于左心室的扩张，目前以缺血性心肌病更常见。慢性二尖瓣狭窄通常无症状，一旦出现失代偿（一般在6～10年），就会出现心衰症状（喘、累、端坐呼吸）；急性

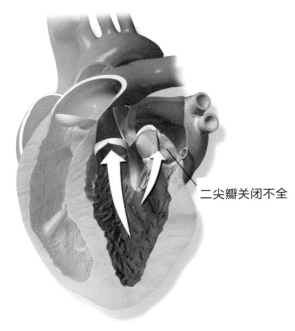

二尖瓣关闭不全

二尖瓣关闭不全

患者多表现为急性左心衰，出现肺水肿及休克。慢性患者心脏向左下方扩大，可触到或可看到心尖抬举样搏动。

主动脉瓣狭窄

血液由左心室通往外周循环的阀门开不全，导致血液排出受阻。最主要的三大病因是老年退行性主动脉瓣钙化、先天性主动脉瓣畸形和风湿性主动脉瓣狭窄。目前老年退行性主动脉瓣钙化也逐渐成为我国主动脉瓣狭窄的主要病因。该病可经过相当长的无症状期，一旦出现症状（心衰、晕厥、心绞痛），预后差，如不及时手术，患者出现症状后平均活 2 ~ 3 年，且猝死风险极高。

得了心脏瓣膜病，
一定要开刀手术吗

邹大爷是"夕阳红"老年文工团的顶梁柱，平时唱歌、领舞、组织郊游，但凡团里有集体活动，邹大爷准会跑到最前头，他热情洋溢的精神劲儿把文工团带动得热火朝天，深得大伙喜爱。再过 2 个月就是文工团一年一度"庆国庆"文艺汇演了，可今年大家都高兴不起来，原来老邹生病了，最近不敢活动，一受累就喘不上气，据说是心脏瓣膜病，去了某个大医院准备做心脏瓣膜手术。"心脏瓣膜病严重得很，要开刀！""可不是嘛，我老伴以前的同事就是因为瓣膜病做了换瓣手术，出院后胸部的伤口恢复不好，还在床上躺了 3 个月呢！"

大家七嘴八舌，都替老邹感到惋惜。可没过几天，老邹竟然精神抖擞地回来了！大家都觉得好奇，因为老邹胸口没有手术伤口，问他是不是没做手术。老邹哈哈大笑，对大家说自己做的"经导管主动脉瓣置换术（TAVR）"手术，用微创的方式，从大腿上打孔就换了心脏瓣膜，手术后第二天就下床活动了，现在走路不喘气，也不心慌了，说完还得意地比画了几下，很快就投入文艺汇演的排练中，老邹变回了以前那个老邹，"夕阳红"也恢复了"夕阳红"。

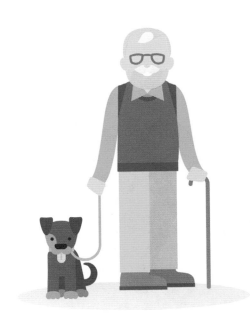

初步认识主动脉瓣重度狭窄

原来，邹大爷得的病叫主动脉瓣重度狭窄，是一种心脏危重症，一旦出现心累、气短、胸痛、晕厥等症状，生存期一般不超过 5 年。

◎ 什么是主动脉瓣重度狭窄

我们的心脏内有 4 个单向阀门就像 4 扇门，分别是主动脉瓣、二尖瓣、肺动脉瓣和三尖瓣，这 4 扇门的主要功能是确保血液在体内正常流通，当这些门出现打不开（狭窄）或关不严（反流）时，血液流通便出现障碍，伴随心脏负担加重，继而诱发心力衰竭、机体供血不足等问题，严重者即需要"换门"。当主动脉瓣不能正常开放，瓣口面积明显降低（ < 1.0cm^2），左心室主动脉收缩期压力阶差明显增加，被称为主动脉瓣重度狭窄。

◎ 医师有技巧，换门创口小

到目前为止，主动脉瓣重度狭窄尚无有效的药物治疗，既往只能通过开胸手术的方式治疗，但有些年老、病重、体虚的患者因为手术风险高而无法承受开胸手术。近年来，新兴的微创换瓣技术——经导管主动脉瓣置换术（TAVR），可以通过在大腿血管打孔完成瓣膜置换，术后第二天即可下床活动，不开胸、无痛苦，逐渐成为老年主动脉瓣疾病（包括主动脉瓣狭窄和主动脉瓣反流）的首选

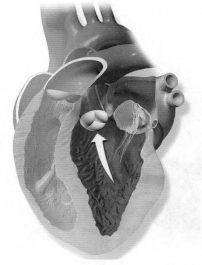

主动脉瓣狭窄

治疗方案。那么，心脏瓣膜病还有哪些类型，是不是都能通过微创方式进行治疗呢？

所有的瓣膜都能通过开胸手术的方式进行修复或更换，但开胸手术的创伤大，须锯开胸骨，有近 20cm 的手术伤口，老年体虚者手术风险较大，应优先选择微创换瓣。微创方式仅需在大腿根部开不足 1cm 的孔，沿此孔送入人工瓣膜，在原来坏掉的瓣膜部位释放，即完成新旧瓣膜替换，整个手术过程约 2 小时，次日即可下床活动。遗憾的是到目前为止，只有主动脉瓣和二尖瓣的微创换瓣手术较为成熟，肺动脉瓣和三尖瓣的微创治疗还在研究中，相信不久的将来就可以投入临床使用。

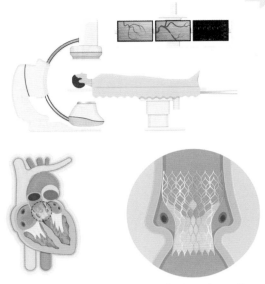

经皮主动脉瓣置换术不需要开胸，通过介入技术植入人工瓣膜

◎ 如何选择手术方式

手术方式各自有优劣，遵医师专业建议，适合才最好。既然微创换瓣的优势这么明显，是不是所有的瓣膜病患者都应该优选微创方式呢？答案是否定的。事实上，通过外科开胸手术置换的机械瓣膜经久耐用，更适用于年轻群体，但是术后需要终身服用抗凝药物（一般是华法林），而且要定期监测凝血功能，相对麻烦；而开胸手术置换的生物瓣膜虽不需要终身服用抗凝药物，但其使用年限一般仅十余年；微创方式置换的生物瓣膜使用寿命与之相似，所以年轻患者还应优先考虑开胸手术置换瓣膜。总之，医师应根据患者的实际情况及需求，制订个体化的治疗决策。

何时需要
专业帮助

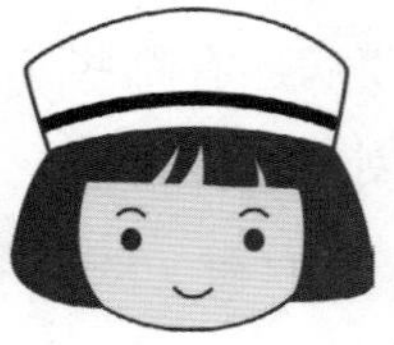

老年人出现不明原因的胸闷、活动后喘累或运动耐量下降，需要尽早去医院就诊，检查瓣膜功能。

牢记

做好"一定期、二查体、三关注、四尽快、五尽早。"

❋ "一定期" "二查体"：老年朋友们应注意定期体检。

❋ "三关注"：关注身体的症状，在活动后出现心慌气短、胸痛甚至晕倒等症状时应及时就医。

❋ "四尽快"：瓣膜病大多可以用听诊器听到杂音，一旦怀疑瓣膜病应到心血管专科就诊，进一步做心脏超声检查。

❋ "五尽早"：早发现、早诊断、早治疗才能得到好的疗效。

第五节
心脏瓣膜病手术后患者需要注意什么

上一节提到，严重的心脏瓣膜病需要手术治疗，但是否手术就能彻底治愈瓣膜病了呢？很显然答案是否定的。事实上，手术换瓣虽然能够改善心脏的高负荷运作状态，但是仍需要警惕手术后的一系列不良事件。

按照不良事件发生的时间点，患者还需要"闯三关"。

◎ 第一关——术后即刻到术后 1 个月

这是术后不良事件的高发时段，有急性心肌梗死、脑卒中、心律失常甚至需要植入心脏起搏器等，主要是由植入的瓣膜引起人体发生一系列相关反应，因此医师一般会交代患者口服抗凝药物，心动过速的患者会口服控制心跳的药物，部分心功能不好的患者还须口服利尿药等控制心衰的药物。这些早期不良反应往往比较凶险，表现多样，严重者可能致死。然而这些紧急情况发生的比例通常很低，我们大可不必过于担心。在这 1 个月的心脏恢复期内，患者切记按照医嘱服用药物，避免剧烈活动、受凉感冒，一旦有心慌、喘累、胸痛、口齿不清、晕倒等症状应告知医师并及时就医，多数情况下可以通过简单处理缓解症状，严重的可能需要再次住院。此外，植入机械瓣膜者若准备做磁共振成像检查时应提醒医师，避免磁场引起瓣膜位置改变。

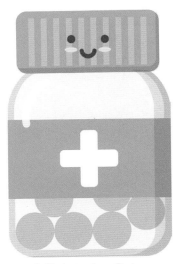

瓣膜置换术后的患者，一定要遵医嘱服用抗凝药物，定期到门诊随访

125

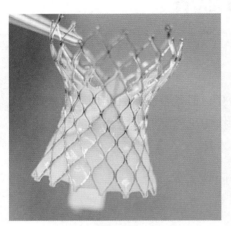

生物瓣膜

闯过第一关的患者再次发生突发事件的风险会大大降低，因此基本可以认为相对安全了。这个时间段需要警惕的是延迟发生的不良反应，比如心动过缓引起晕倒、人工瓣膜感染引起发热、服用抗凝药物引起出血等。手术植入的瓣膜分为机械瓣膜和生物瓣膜，机械瓣膜需要终身服用抗凝药物（通常是华法林），而生物瓣膜则在术后3~6月可停用抗凝药物，换为以阿司匹林为代表的抗血小板药物。服用华法林者需要定期抽血复查凝血，以保证可靠的抗凝血效果，且预防活血过度引起的大出血。医学上认为，手术3个月后人工瓣膜就会和相邻的人体组织融合，通常的体力活动下就不会再发生瓣膜移位甚至脱落了。这一关只要遵医嘱用药、按时复查基本就可以了。

◎ 第三关——手术半年以后

手术半年后手术操作本身对机体的影响几乎消失。此时我们需要关注的是瓣膜功能衰退引发的不良事件。比如抗凝不达标引起的瓣膜上滋生血栓、瓣膜退变后开闭功能再次失调等。前面我们提过，外科开胸手术置换的机械瓣膜经久耐用，但开胸和微创方式置换的生物瓣膜使用寿命一般仅十余年，故需要每年复查评估瓣膜功能，部分患者需要接受第二次手术。

何时需要专业帮助

瓣膜置换术后的患者，一旦出现心悸不适、呼吸困难、胸痛等症状，一定要及时复诊。

牢记

> 牢记做好"一定期、二关注、三尽早。"

❋ **一定期**：换瓣术后患者应定期进行心脏超声检查，以评估瓣膜功能。植入机械瓣膜的患者坚持定期抽血检查凝血，以确保合理范围内的"活血化瘀"。

❋ **二关注**：注意关注术后症状，尤其是心慌、喘累、胸痛、口齿不清、晕倒。

❋ **三尽早**：患者一旦出现任何症状，尽早就医。

遵医嘱调整药物剂量

　　抗凝药物的减量或加量一定要在医师的指导下进行，切勿擅自减量或加量，避免疗效不足或诱发出血。

　　请勿轻信他人的言语擅自停药或换药，适合他人的药物并不一定就适合你！

心脏健康密码
Xinzang Jiankang Mima

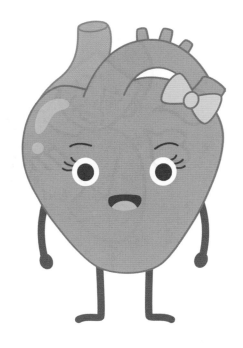

第八章

心肌炎

第 一 节
心肌炎是如何发生的

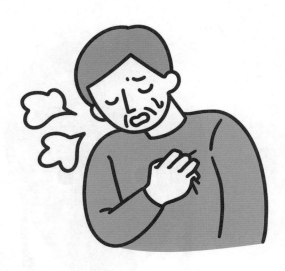

"打工人"小王，男，身高 173cm，29 岁，从事车辆维修工作，为了赚钱买房，长期兼职送外卖、代驾和开网约车等数份工作，每天工作时间长，没有放松的时间，近期结束一天工作后常感疲倦，但没放在心上，也没到医院例行体检。半个月来，为了业务风里来雨里去，10天前还因淋雨受凉感冒过一次。又是早起的一天，小王发现今天的身体状况有点"不对劲"，出现心前区闷胀、心悸不适，伴头晕、乏力，体力也大不如前，平路快走几步即感明显呼吸困难，遂至当地社区卫生服务中心就诊，测心率 129 次 /min，血压 93/52mmHg，心电图显示"心动过速、频发期前收缩"！社区医师大感不妙，由于病情危急，建议立即转至三级教学医院诊治。入院完善相关检查后，被诊断为病毒性心肌炎，经过一周住院治疗后，小王身体逐渐恢复，但他心里一直嘀咕：心肌也会发炎？

◎ 心肌炎是什么

心肌炎是指由各种感染性和非感染性病因所引起的以炎症浸润和组织损伤为主要特征的心肌炎症性疾病。在我国病毒性心肌炎最常见，心肌炎的症状多样，如心悸、胸痛、呼吸困难等，部分轻症患者可完全无症状，严重的心肌炎可表现为心源性休克、晕厥甚至猝死。患者若及时接受规范治疗，多数患者可在 2 ~ 4 周恢复，有部分患者可能进展为持续性心功能障碍，甚至死亡。

◎ 心肌炎的病因有哪些

病毒感染、体内外各种毒素侵袭、药物毒性作用等均可引起心肌炎。病毒性心肌炎是临床上最为常见的一种类型，常继发于流感病毒、肠道柯萨奇病毒 B 组、埃可（ECHO）病毒、腺病毒等感染，其临床表现不一，可出现发热、咳嗽、腹泻、乏力等非特异性的临床症状，病情缓急各

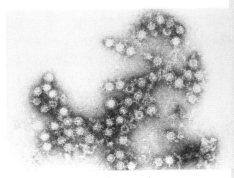

柯萨奇病毒

131

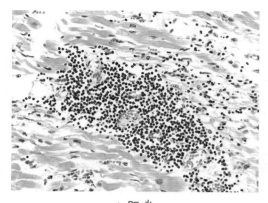

心肌炎

异，可表现为无症状的隐匿性起病，也可表现为暴发性的呼吸循环衰竭。劳累、受凉、作息不规律是心肌炎起病的重要诱因，常见于青壮年，其预后取决于心肌炎病理类型、心肌受累和后遗症的程度、早期干预水平以及长期随访管理等因素。

◎ 心肌是如何发炎的

以临床最常见的病毒性心肌炎为例，心肌"发炎"的自然病程一般要经过以下三个阶段。第一阶段，病毒通过表面受体与心肌细胞结合从而进入细胞内，病毒在细胞内大量复制，产生直接损伤效应进而引起心肌坏死，这个阶段可持续数天。第二阶段，损伤和坏死的心肌释放出许多细胞因子、炎症因子和趋化因子，招募大量炎症免疫细胞进行组织浸润，以 T 淋巴细胞激活为特征的细胞免疫反应在大量清除病毒的同时，也可识别损伤心肌暴露出的组织抗原，进而介导免疫相关的心肌损害，此期可持续数天至数周。第三阶段，多数心肌炎症随着病毒的清除而呈自限性降低，一般不引起严重的后遗症；少数心肌炎症可逐渐发展为慢性，病情迁延而引起心肌重构，导致继发性心肌病。

温馨提示

病毒感染及其介导的免疫反应是心肌炎的常见发病机制，在日常生活中，应避免受凉、劳累等诱发因素，如有身体不适，及早就医。

第二节
心肌炎有哪些危害

"创业者"张师傅，男，身高 178cm，33 岁，经营着一家网红小店，为了网红小店的人气和销售额，张师傅以昂扬的斗志每天从早忙到晚。这个月店里的销售压力很大，张师傅经常加班、熬夜，自觉身体渐渐有些吃不消了。一天晚上，张师傅拖着疲惫的身体回到居住的小区，自觉心慌、胸闷不适，上楼、爬坡即感明显气促、乏力，回到家中，自以为感冒而未予重视。当晚，张师傅于睡中突然憋醒，胸闷、心慌症状较前明显加重，大口喘着粗气，不能完全平卧，端坐位可稍感轻松，遂马上拨打 120 电话，急送至三甲医院治疗。住院完善相关检查后，诊断为急性心肌炎，医师告知张师傅因为心肌炎导致心功能的急剧降低，才会出现之前的临床症状。张师傅大概了解这个病是由心肌炎引起的，但他仍不清楚心肌炎到底会造成哪些危害？

关于心肌炎的危害应该知道的重点知识

◎ 心肌炎有哪些临床表现

心肌炎的临床表现差异极大，病情轻重取决于起病的缓急、心肌受累和波及脏器的范围、并发症的严重程度等，而临床症状大致可分为前驱症状、急性期症状和迁延性症状。

前驱症状

在发病前 2 周左右可出现一系列非特异性症状群，可表现为发热、肌肉酸痛、恶心、呕吐、腹泻、乏力等，这些症状表面上很难与心血管疾病相关联，给早期诊治造成了一定的困难。

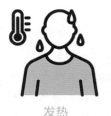 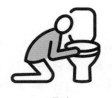 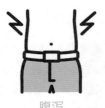 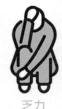

发热　　　　　　呕吐　　　　　　腹泻　　　　　　乏力

心肌炎的前驱症状

急性期症状

多样性和复杂性并存。既可以表现为原有前驱症状的急性加重或叠加新症状；也可以表现为急性心衰的相关症状体征，如劳力性呼吸困难、肺部啰音、心脏杂音、浮肿等作为主要临床特征；少数重症患者起病急骤，常以泵衰竭、晕厥和危及生命的恶性心律失常为主要表现，并可发生猝死。大多数患者最常见的症状为胸部不适、心悸，以及活动后上述症状明显加重。

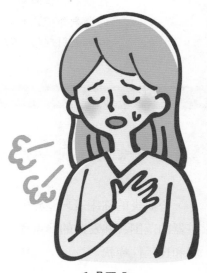

呼吸困难

迁延性症状

大部分心肌炎患者病程呈现自限性的特点，但部分患者可由急性期转入迁延性发作的慢性过程。当发病超过 6 个月后，有些患者仍然可表现出劳力性相关的胸闷、心悸，并伴有运动耐量的明显降低和下肢浮肿。少数患者病史超过数年，可出现心律失常、心脏扩大等表现，并最终进展为心肌炎后心肌病。

心肌炎的危害主要有如下四种表现形式。

胸痛型：由于起病突然，且常常表现为心前区的闷胀、揪心样疼痛，故与冠脉疾病所致的急性冠脉综合征表现相似，在临床上须通过心电图和心肌损伤标志物的动态监测、冠脉CT血管成像（CTA）或冠脉造影来加以鉴别。同时，对于胸痛的病因，还须警惕主动脉夹层、急性肺栓塞、应激性心肌病等的可能性。

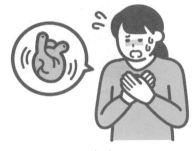

胸痛

心力衰竭型：心肌炎可引起心脏收缩功能和室壁运动障碍，介导射血分数的降低和舒张末期心室压力的增高，从而导致心力衰竭的发生。心力衰竭的严重程度可从早期可代偿进展至后期的失代偿甚至心源性休克；少数患者由于体内炎症风暴所致的心肌大范围受累，早期即发展至以急性泵衰竭和难治性心律失常为特征的暴发性心肌炎，并迅速出现血流动力学障碍和多器官功能障碍，由于病死率很高，需要早期机械生命支持才能渡过难关。心肌炎所致的急性左心衰可表现为劳力性气促、端坐呼吸、肺部啰音、奔马律等症状体征，而引起的急性右心衰则可出现纳差、腹胀、浮肿和肝-颈静脉回流阳性等症状体征。

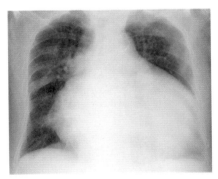

心脏扩大

心律失常型：心肌炎症除了引起心脏机械功能损害之外，还可导致心脏电活动异常。由于心电不稳定性增加，可出现窦性心动过速、室性期前收缩、房颤、室速等

135

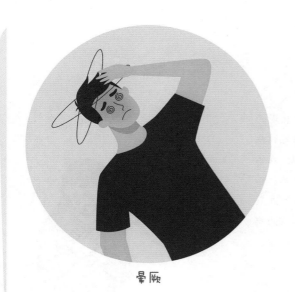

晕厥

心动过速性心律失常；也可因希 - 浦传导系统的受累而出现房室传导阻滞和束支传导阻滞；严重的心动过速或心动过缓均可导致晕厥的发生。

心源性猝死型：心肌炎是造成青少年猝死的最常见原因之一。部分心肌炎患者可出现难治性、持续性室速、多形性室速甚至室颤，如未进行及时电复律 / 除颤或预防性植入可埋藏式转复除颤器，则会导致心源性猝死。

温馨提示

心肌炎临床表现多样，关键在于早期诊断和及时干预，而长期的随访也是非常必要的。

如何预防心肌炎

深夜的急诊室短暂地安静了一会，突然又急匆匆地进来了一位 17 岁女孩，气喘吁吁地对医师说自己 1 周前不小心感冒了，咳嗽、咳痰，间断发热，近 2 天感觉胸闷、心悸，喘不上气。医师详细询问其生病过程，并逐一排除，最后初步考虑为急性病毒性心肌炎，详细查体后建议进一步检查，心电图、心脏超声、血常规、心肌酶谱、心肌损伤标志物等；约 1 小时后，女孩拿着结果一脸彷徨地回到诊室。医师仔细看着检查报告，血常规：白细胞总数升高，淋巴细胞比例升高；心肌酶谱中肌酸激酶同工酶升高；心电图，窦性心动过速；心脏超声检查，心脏结构及功能未见异常。医师随即给出诊断：急性病毒性心肌炎。

女孩急切地问到：什么是心肌炎？平常生活中该如何预防心肌炎呢？医师给出了进一步解释和建议。

关于日常生活中预防心肌炎应该知道的重点知识

◎ 避免致病因素

首先要预防上呼吸道、消化道病毒性感染，在秋冬流感季节，提前接种流感疫苗，提升机体免疫力，尽量少去人多拥挤的密闭场所，避免病毒交叉感染，勤洗手，保持手卫生，卧室经常开窗通风，保持空气新鲜，防止各种病毒感染，出现病毒感染症

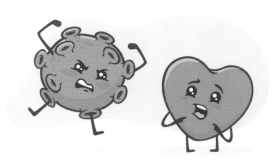

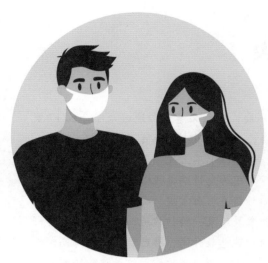
戴口罩预防上呼吸道感染

状，特别是出现胸闷、心悸、呼吸急促等症状应及时就医，并在医师指导下进行检查，早发现，早治疗，早康复。

◎ 倡导健康的生活方式

积极参加体育锻炼，增强抵抗力，以慢跑、游泳、骑车、太极拳等有氧运动为主，避免剧烈运动、过度疲劳、熬夜等，戒烟、限酒、控制体重。

◎ 合理饮食

多吃富含维生素的新鲜水果、蔬菜，保证营养均衡，避免油腻及辛辣刺激性食品。

温馨提示

心肌炎重在预防，关键要增强身体抵抗力，保护心肌免受炎症侵袭。

心肌炎只要"消炎"就会好吗

"宝妈"张女士，31岁，家里有着一双可爱的儿女，老公经营着一家规模不小的投资公司，家境殷实。平时带娃、家务都有人帮忙，她的主要任务就是把自己打扮得漂漂亮亮，陪孩子参加兴趣班。上个周末她约上闺蜜泡温泉，度过了一个快乐假期。没想到回到家的第二天，她就出现咳嗽、乏力、头晕等不适，起初以为自己仅仅是普通的感冒，服用了抗病毒颗粒后想着好好睡一觉就会没事。可是3天过去了，咳嗽症状虽然有所缓解，但是出现了心悸、气促，乏力不适更是较前加重不少。想着自己可能患上重感冒了，本打算次日一早去医院进一步检查、治疗。夜里睡梦中的张女士突然憋醒，感到明显气促、心悸，老公赶紧叫上司机，叮嘱阿姨在家照顾好两个孩子，想着要到一家就诊环境舒适的医院，便第一时间把妻子送到了自己平时体检和常规保健的一家私人医院。到达医院，医师询问病史后，马上进行抽血化验、常规心电图检查，拿到检验、检查结果的医师立马叫来了张女士的老公，告诉他考虑患者心肌炎合并频发室性期前收缩，血压也偏低，不排除重症心肌炎可能，建议赶紧转往有心血管专科救治能力的三甲医院进一步诊治。张女士的老公感到十分不解：不就是心肌炎吗？我上次得肺炎了，不也就输了两三天的消炎药就好了吗？

医师赶紧解释：心肌炎是由各种病毒、立克次体、细菌、原虫及原生动物感染期间或感染后引发的心肌细胞、心内膜、血管及心外膜的炎症反应。其中病毒性心肌炎（viral myocarditis，VMC）是临床上最为常见的类型。

◎ 感染因素引起心肌损伤的主要机制

①致病菌直接侵入心肌；②产生心肌毒性物质；③免疫介导的心肌损伤。所以不同于一般炎症病变，单纯消炎对于心肌炎治疗效果十分有限。

◎ 对症治疗

休息和营养

病毒性心肌炎至今尚无特效治疗方法，一般均采用对症支持治疗，注意休息和营养，重症患者应绝对卧床休息，进食易消化和富含维生素、蛋白质的食物。休息是减轻心脏负荷的最好方法，也是病毒性心肌炎急性期重要的治疗措施。

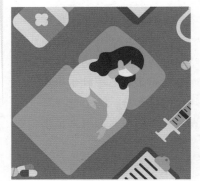

休息是治疗病毒性心肌炎的
重要措施之一

原发病毒感染控制

病毒性心肌炎的发病虽与免疫反应有密切关系，但引起本病的直接原因是病毒感染。因此，抗病毒治疗是本病治疗中的重要组成部分。

心律失常的治疗

大多数病毒性心肌炎患者可发生各种心律失常，但预后良好，因此，如果患者症状不明显，无须进行抗心律失常治疗。若出现心律失常，须给予相应的抗心律失常药物治疗或非药物治疗如起搏治疗等。

心力衰竭应及时控制

应用正性肌力药物时须谨慎，宜从小剂量开始，同时配合使用能够改善心室重构的药物。

改善心肌代谢及抗氧化治疗

大量研究证明，氧自由基升高与病毒性心肌炎的发病密切相关，用环氧化剂治疗病毒性心肌炎有肯定疗效。

中西医结合治疗

一些中草药如板蓝根、连翘、大青叶、虎杖等可能对病毒感染有效，但患者对药物的反应有个体差异。

免疫治疗

应用大剂量丙种球蛋白、糖皮质激素和硫唑嘌呤后，心肌炎症浸润减轻，全部患者的左心室射血分数较治疗前有所提高。

机械循环辅助装置

对于重症和暴发性心肌炎患者，在出现循环功能衰竭时及时应用机械循环辅助装置，如主动脉内球囊反搏（IABP）、体外膜肺氧合（ECMO），对挽救病患生命具有重要意义。

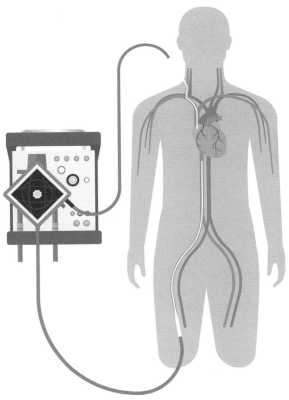

治疗重症心肌炎的机械循环辅助装置

141

◎ 激素治疗一般适用于重
　症心肌炎

关于激素的治疗问题一直存在争议，目前多数学者认为，至少在发病 10 ~ 14 日内不主张应用激素，以免病灶扩散。应用激素可抑制抗原、抗体反应，有利于局部炎症和水肿的消失。此时应用激素虽有可能使病程延长，却能帮助患者度过危险期，为患者的抢救赢得时间。

◎ 心肌炎预后知多少

病毒性心肌炎患者的预后与不同个体间临床表现、临床指标及心内膜心肌活检证据的不同而存在差异。左心室射血分数正常的急性病毒性心肌炎患者往往预后较好，一般呈自限性且不遗留后遗症。血流动力学稳定的暴发性病毒性心肌炎患者，如果在早期进行有效的药物干预及机械循环辅助支持，远期预后良好。

温馨提示

心肌炎是一种病因复杂的器官特异性炎症性疾病，应根据不同临床表现及严重程度综合施治。

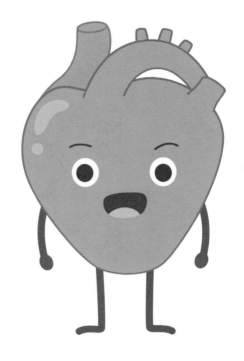

第九章

心肌病

第 一 节

心肌病的分类——
"心肌病、心脏病"，你分清了吗

小张是一位安保工作者，最近为了加强体质去健身房请教练安排了拳击课程，认真训练了1个月后，小张偶尔感觉心慌，持续数分钟自行停止。起初小张没有重视，直到有一天，小张像往常一样上班，在办公室突发心慌，伴头晕、大汗淋漓、四肢乏力，心里说不出来的难受，同事立即拨打120将小张送到附近的医院。一做心电图发现室性心动过速，医师立即予以药物治疗后小张的心慌逐渐停止了。医师进一步为小张做了心脏彩色多普勒超声、心脏磁共振成像等检查，最后告知小张和家属，他这是患了肥厚型心肌病。小张非常紧张，追问医师这究竟是什么病，我平时身体好好的，怎么突然发病了呢？医师耐心地向小张及家属解释，肥厚型心肌病是心肌病的一种，而心肌病也属于心脏病。

很多患者喜欢用心脏病来称呼关于心脏的所有疾病，**其实心脏病分为很多种，心脏病＝冠心病＋心肌病＋心律失常＋心力衰竭＋心肌炎＋各种导致心脏功能异常的疾病。**心肌病由于发病率低，所以大家了解得不多。下面，我们简单地了解一下心肌病是什么。

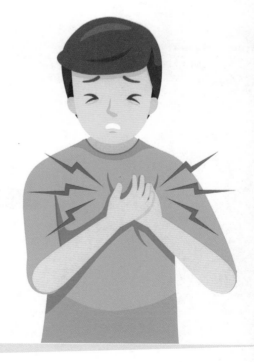

关于心肌病应该知道的重点

◎ 什么是心肌病

心肌病是由不同病因（遗传性病因较多见）引起的心肌病变，主要表现为心室肥厚或扩张，最终发展为心力衰竭。常见的心肌病类型有扩张型心肌病、肥厚型心肌病、限制型心肌病。

扩张型心肌病

扩张型心肌病的患者心脏彩色多普勒超声检查通常提示：全心扩大，以心室扩大为特征，是最常见的一类心肌病，占心肌病的70%～80%。患者初发病时常表现为活动或劳累之后感觉气短、胸闷，有的患者会出现脚肿、脸肿，随着病情加重，会逐渐变成稍微活动一下就觉得累、喘气，到医院一检查才发现心脏已经变大了，甚至有的患者在初次就诊时左心室横径已经扩大到80cm（正常情况男性左心室不大于55cm，女性不大于50cm）。

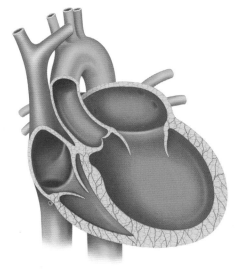

扩张型心肌病

肥厚型心肌病

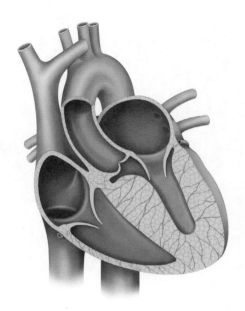

肥厚型心肌病

肥厚型心肌病的患者心脏彩色多普勒超声检查常提示：室间隔增厚。以心室肥厚为特征，肥厚型心肌病根据流出道是否梗阻分为梗阻性肥厚型心肌病和非梗阻性肥厚型心肌病，肥厚型心肌病占心肌病的 $10\% \sim 20\%$。患者早期表现为劳累后呼吸困难、乏力和心悸，心绞痛的症状亦较常见，还有大部分患者初次就诊是因为晕厥。

限制型心肌病

限制型心肌病的患者心脏彩色多普勒超声检查常示：心腔狭小、心尖部闭塞、心内膜增厚和心室舒张功能严重受损。限制型心肌病以心内膜心肌纤维化、心肌僵硬为特征。起病缓慢，症状不典型，相较于前面两种心肌病更少见，治疗效果更差。

◎ 如何判断心肌病

怀疑心肌病时应优先选择心脏彩色多普勒超声检查，心脏彩色多普勒超声检查评估心肌比心电图、冠脉造影等检查更准确，当然诊断心肌病更精确的是心脏磁共振成像（CMR），金标准是心内膜心肌活检。一般根据心脏彩色多普勒超声、心脏磁共振成像的检查结果，基本能判断心肌病的类型。

温馨提示

心肌病隐藏深，症状往往不典型，心肌病、心脏病一般人确实分不清，请找心脏专科医师借用"火眼金睛"帮您诊断真情，早诊、早治、早获益。

"健康外衣"下的陈年"心事"——哪些检查可以帮助诊断心肌病

30岁就成为上市公司高管的青年才俊小陈，可谓是人人美慕的对象。殊不知这位被人美慕的对象内心却埋藏着一件未曾向他人提起过的"心事"，这件"心事"到底是什么呢？小陈从小就走不快、跑不动，爬坡和上楼梯走几步就要休息一下，更不用说和同龄孩子玩耍了，用他自己的话说："被别人拽着，稍微跑一下，就上气不接下气，死一般的感觉"，当时小陈父母以为他只是缺钙，并没有往心脏疾病方面想。直到中学体检，医师在听诊时发现他的心脏有杂音，建议进一步做检查。于是小陈在当地的省立医院进一步检查，明确诊断为梗阻性肥厚型心肌病。医师告诉小陈父母，小陈可能活不过20岁。年少的小陈对梗阻性肥厚型心肌病并无概念，只是知道自己心脏不太好，不能上体育课了。剧烈运动是肥厚型心肌病患者的禁区。因为患者在剧烈运动时，心肌骤然收缩，左心室流出道变得更加狭窄，在耗氧量增加的情况下，加重了心肌缺血状况，容易增加诱发心脏性猝死的风险。幸运的是，10多年来小陈靠着服用β受体阻滞剂及避免剧烈运动撑到了现在，而长期服用β受体阻滞剂又给小陈带来了头晕、乏力、易倦等副作用。如今小陈对周围同事隐瞒自己的"心事"，在职场上打拼，也曾想过可能会因此"心事"突然葬送生命，但为了有足够的经济支持后续的治疗费用，他也只能深深地埋藏自己的"心事"。

尽早查出包括肥厚型心肌病在内的一大类隐蔽性强的心肌病是目前心血管疾病预防领域的重要难题。随着检查设备和技术的不断更新，我们可以从以下方面着手。

关于心肌病检查应该知道的重点

◎ 心电图

心电图是心肌病常规检查之一，除能反映心律失常外，还能大致判断有无心肌缺血等，但特异性不强。对缺血性心肌病、右室心律失常心肌病、肥厚型心肌病、限制型心肌病等有一定的参考价值。

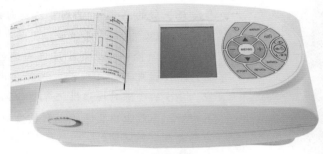

心电图机

CT 扫描仪

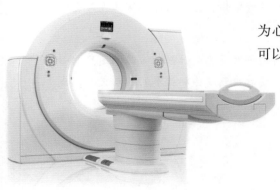

◎ 超声心动图

超声心动图检查既方便又经济实惠，可以为心肌病患者提供心脏结构及功能改变情况。可以协助排除心脏瓣膜病、先天性心脏病等。

◎ 心肌核素扫描、计算机 X 射线断层造影、心血管造影

心肌核素扫描、计算机 X 射线断层造影、

心血管造影是诊断缺血性心肌病、肥厚型心肌病的重要手段，他们各具特点，互相补充完善。

◎ 心脏磁共振成像

心脏磁共振成像主要用于观察心脏结构及心脏功能的变化，同时可通过延迟强化扫描观察心肌纤维化情况，对缺血性心肌病、肥厚型心肌病、左室心肌致密化不全、扩张型心肌病均有重要参考价值。

◎ 家族遗传性基因筛查

通过家族成员间的遗传基因筛查，指导优生优育。

◎ 心内膜心肌活检

心内膜心肌活检是心肌病诊断的金标准，但受限于侵入性风险、取材部位及敏感性，而不能广泛开展。

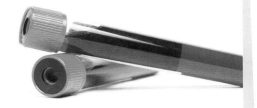

基因检测

何时需要 专业帮助

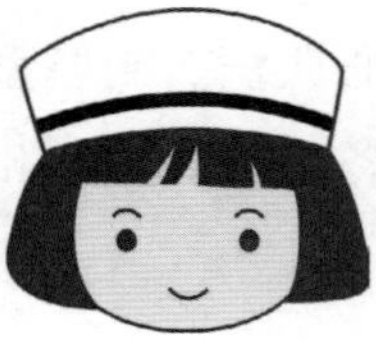

心肌病检查种类繁多，应循序渐进地诊断，及早发现，及早治疗。

牢记

做好"一定期、二查体、三关注、四尽早。"

※ "一定期""二查体"：朋友们应注意定期体检。

※ "三关注"：关注身体的症状，在出现活动后心慌气短、胸痛甚至晕倒等症状时应及时就医。

※ "四尽早"：早发现、早诊断、早治疗、早获益。

心肌病如何优化治疗效果才最好

星期一是新的一周工作的开始，今天主任查房来到1床旁，患者28岁，青年男性，反复出现劳力性心悸、气促半年多了，并且逐渐加重，端坐呼吸，气喘吁吁，双下肢水肿，腹胀，尿少。看着患者憔悴的样子，一旁的患者母亲禁不住眼泪汪汪。他到底是什么病啊，这么严重，身后的实习医师小声地嘀咕起来。通过对患者详细的病史询问和辅助检查，排除心脏瓣膜病、先天性心脏病、缺血性心肌病、高血压心脏病后诊断为扩张型心肌病，主任一边仔细听主管医师汇报，一边仔细翻阅患者的检查资料，医师汇报完毕后，主任接过话题滔滔不绝地给我们讲起了心肌病的来龙去脉，那么，心肌病患者应如何优化治疗效果才最好？

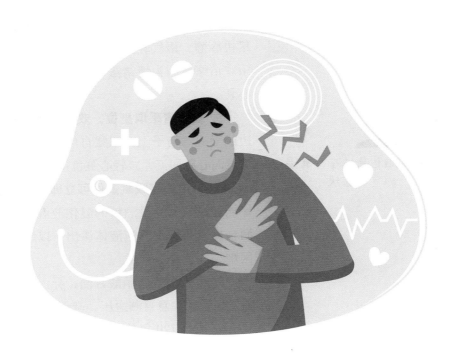

◎ 在家或其他非医疗环境中出现心衰急性发作时须注意

心肌病患者最危险的时候是心衰急性发作和晕厥，常常危及患者生命。当患者在家或其他非医疗环境中出现心衰急性发作时须注意以下方面。

1. 快速识别急性心衰发作　可通过患者心肌病病史判断，发病时有以下表现可初步判断为急性心衰发作，如呼吸困难、不能平卧、端坐呼吸、大汗淋漓、四肢湿冷、烦躁、咳嗽、咳出泡沫样痰（严重者可咳粉红色泡沫痰）等。

2. 安抚患者，缓解患者紧张情绪　安抚患者尽快冷静，语气轻柔、坚定，肢体动作轻柔，传递乐观情绪；因为情绪激动会增加心肌氧耗量，加重心衰。

3. 让患者采取坐位，双腿自然下垂　靠坐在床边或舒适的椅子上，双腿自然下垂，减少下肢静脉血液向心脏回流，减轻心脏负担。

4. 家中如有吸氧条件可立即进行吸氧　氧气最好能经过含有少量酒精的湿化液湿化后吸入。因为酒精挥发可减少肺泡液体渗出，以缓解心衰的呼吸困难。

5. 可舌下含服硝酸甘油、异山梨酯等药物扩张血管，但要注意自测血压，避免发生低血压。

6. 拨打 120 急救电话。

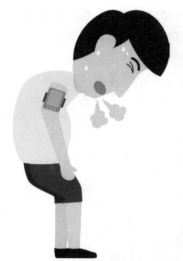

呼吸困难是急性左心衰竭的重要症状

◎ 当心肌病患者突发晕厥、意识丧失时须注意

晕厥或意识丧失很大程度上是由恶性心律失常（如室速、室颤等）导致，这时家属或旁人须积极行闭胸心脏按压、人工呼吸等心肺复苏，并拨打120急救电话及时送医。

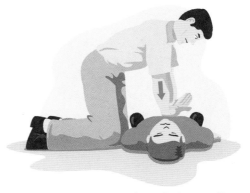

心脏骤停患者需要紧急实施心肺复苏，图示闭胸心脏按压

◎ 心肌病患者在病情稳定后须从以下几方面进行治疗

1. 患者自我管理　主要是增强自信、强化生活方式干预，如限制钠盐和水的摄入，监测体重、血压、血糖、尿量，预防感染、贫血，适量运动、增强免疫，改善睡眠。

2. 规范药物治疗　心肌病患者诊断明确后应在医师指导下规范药物治疗，以减少心肌损伤、延缓病变发展和改善心衰症状。

3. 器械辅助治疗　在规范药物治疗后患者仍有心室收缩不同步、恶性心律失常及严重的水钠潴留等，需要心血管专科医师评估心脏再同步化治疗（CRT）、植入型心律转复除颤器（ICD）和心衰超滤脱水等治疗的适应证。心肌病进展到终末期心衰后，可能需要植入左心辅助装置（LVAD）

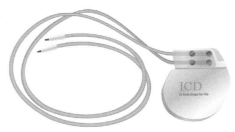

治疗恶性室性心律失常的ICD

153

短期过渡治疗。

4. 中医药协同治疗　传统中医中药中有很多药物对心肌病治疗有效，比如芪苈强心胶囊有免疫调节和改善患者心功能的作用，党参、黄芪和葛根等有降低血浆炎性因子表达和改善心功能的作用。在西药治疗基础上联合中医药治疗能更好地改善患者心功能及远期预后。

5. 医患互动，定期随访评估　心肌病患者应和医师定期互动随访，医师根据病情和潜在风险制订随访方案，可通过门诊复诊、社区访视、电话随访、家庭监测、植入式或可穿戴式设备远程监控等方式了解患者症状变化、心功能分级、血压、心率、体重等，并根据具体情况适时调整治疗方案。

6. 心脏移植　心肌病患者出现难治性心衰时，对常规内科药物或器械治疗效果不佳，心脏移植是目前唯一有效的外科治疗方法。

温馨提示

心肌病治疗要分轻重缓急，病情危急时要掌握自救技巧，平稳时按医师指导"自我管理、规范药物治疗、定期随访调整治疗方案"才能达到最好的治疗效果。

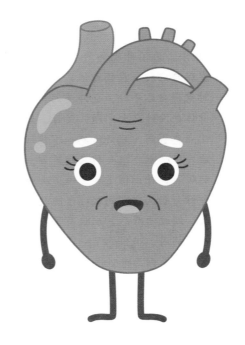

第十章

心力衰竭

第一节
怎样才能早诊早治心力衰竭

36岁的小张，男，本科文化程度，在一知名汽车公司工作，吸烟史20年。为了升职加薪，经常加班，因受凉后出现咳嗽、咳痰，突然发现自己爬一层楼都很累，胸口也闷，但是休息一会就好了。小张当时觉得自己年轻，也许是因为最近工作太累，抵抗力下降，以前自己身体也没什么大问题，父母、姐姐身体都很好，只认为是普通感冒，吃点感冒药，好好休息一下就好了，并没有放在心上。这不，几天以后发现咳嗽、咳痰越来越严重，快步行走都很累，需要停下来休息才能缓解，并出现了晚上睡下去就感觉到明显的呼吸困难，坐起来以后会好一些，立即到就近医院就诊，医师告诉他心脏扩大了并引起了心衰。经过治疗后，症状有了一些缓解，但双腿慢慢肿了。为了进一步明确病因，小张到了一家三甲医院检查后明确了心衰的原因，这次病情加重是因为呼吸道感染加重心脏负荷。医师立即启动了心衰的规范化治疗，经过一周的治疗，小张觉得胸口不闷了，活动耐量明显好多了，腿也不肿了。

关于心力衰竭应该知道的重点

◎ 什么是心力衰竭

心力衰竭简称心衰，是指各种原因导致的心脏泵血功能受损，心排血量不能满足全身组织基本代谢需要的综合征，是由于各种器质性心脏疾病引起，也是所有心脏疾病的严重和终末期表现，由于治疗较为困难，因此被称为21世纪心血管疾病"最后的堡垒"。

◎ 心衰预警信号

体力较之前下降、乏力、活动后气短是心衰常见的症状，很多患者在活动后出现累的情况，比如：以前能爬几层楼，现在爬一层楼就需要休息。这是因为心排血量下降所致。

1. 足、踝和腿部肿胀也是心衰常见的症状 这是因为心脏不能很好地回纳全身的静脉血，导致静脉血管压力升高引起组织间隙水肿。对于水肿持续不消退，或者体重一日增加 0.5～1kg 或者更多，就需要医院就诊了。

2. 呼吸困难、端坐呼吸 心衰患者躺着的时候，因为肺部有液体积聚，会感觉呼吸困难。为了缓解这种症状，患者高枕卧位，甚至是夜间憋醒需要坐起来，这样的体位才感觉呼吸会好一些。这种情况需要立即就医。

3. 不停地咳嗽 心衰常伴有持续的咳嗽和喘息，这是肺部液体积聚造成的。咳嗽的加剧通常是心衰加剧的表现，也是患者需要及时就医的警示。

4. 厌食、腹部不适 心衰患者常出现食

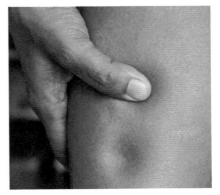

下肢凹陷性水肿通常提示
右心衰竭

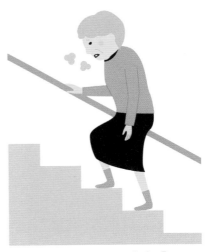

活动时呼吸困难通常提示
左心衰竭

157

欲不佳和腹部不适（如腹胀、腹部膨隆），这是由于内脏循环灌注不足、肠水肿或者肝淤血导致的，建议前往医院就诊。

◎ 警惕心衰的易感因素

吸烟、高血压、肥胖、糖尿病、基础心脏疾病、阻塞型睡眠呼吸暂停综合征等均是心衰的易感因素，早期发现、控制并预防这些因素，可有效预防心衰发生。如果患者有上述危险因素，请尽早预防并控制这些危险因素。

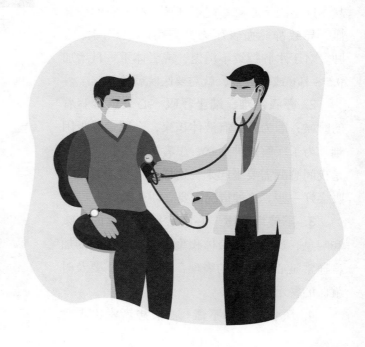

何时需要 专业帮助

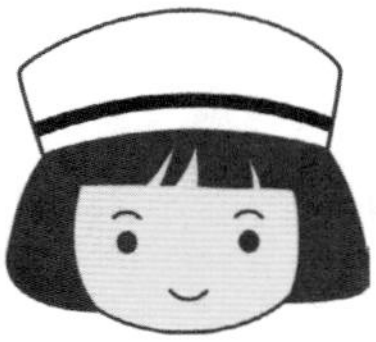

①出现心衰相关症状应尽早就诊明确诊断及病因；②有心衰危险因素及高危人群尽早控制危险因素。

牢记

做好"一关注、二尽快、三尽早。"

❊ **一关注**：关注自己的身体状况及是否为高危人群，在出现心慌气短、脚肿、呼吸困难加重、咳嗽、乏力、腹胀等症状时，应及时就医。

❊ **二尽快**：一旦出现心力衰竭症状，应到心血管专科医院就诊，进一步明确是否为心衰及心衰原因。

❊ **三尽早**：如果确诊心衰，尽早制订治疗方案。

心力衰竭患者如何
优化药物治疗才最好

56 岁的张叔叔是一位勤劳的农民，也是家里的顶梁柱，吸烟 10 多年，在家里什么重体力活都是自己干，也没感觉不适。近 2 个月来突然感觉胸闷、心悸，立即到当地人民医院就诊，经过治疗后，症状没有缓解，反而越来越重了，快步行走后胸闷、心悸明显加重。为了寻求更好的治疗效果，张叔叔到了一家三甲医院，完善检查后，医师告诉他心脏明显扩大、心功能明显下降，张叔叔一听，整个人都绝望了。医师告诉他，只要规范治疗，避免受凉、情绪激动，不要过度劳累，坚持服药，定期复查，效果会很不错的。医师立即启动了心衰药物治疗方案，同时经过 3 个月规范的药物治疗，张叔叔的心脏明显缩小，心功能恢复到正常，再也不感觉胸闷、心悸了。张叔叔对医师满怀感激，对自己满怀信心，相信坚持治疗，他的身体状况又能回到以前了。

关于心力衰竭优化药物治疗应该知道的重点

◎ 心力衰竭患者应从以下几方面进行优化药物治疗

患者的自我管理

1. 调整生活方式　应适当限制钠盐和水的摄入，自我监测体重、尿量、血压、血糖、心率，宜采用低脂饮食，戒烟，肥胖者应减轻体重，控制体力活动，根据病情适当进行有氧运动，减少各种精神刺激，加强心理疏导，培养乐观向上的态度。

2. 消除诱因　应防止和积极处理可诱发心衰或引起心衰加重的各种因素，

如感染、酗酒、用药不当、情绪激动、过度劳累、自行停用药物、静脉输液过多或过快等。其中感染最为常见，在冬春季或呼吸道疾病流行时可接种流感疫苗或肺炎链球菌疫苗。

基本病因的治疗

对所有有可能导致心力衰竭的常见疾病，如高血压、糖尿病、冠心病等，应早期进行有效的治疗。

在医师指导下坚持规范服用药物

药物治疗是心衰治疗的基础。包括 β 受体阻滞剂、血管紧张素受体 - 脑啡肽酶抑制剂 / 血管紧张素转化酶抑制剂 / 血管紧张素受体阻滞药、醛固酮受体拮抗剂、钠 - 葡萄糖共转运蛋白 2 抑制剂、利尿药等，这些药物可改善心脏功能以发挥治疗心衰的作用。

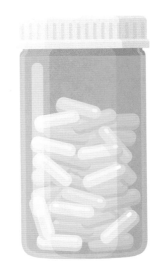

1. β 受体阻滞剂可导致血压、心率下降 服用这类药物时，患者应长期监测血压、心率，观察有无头晕、黑蒙、晕厥，如出现应立即至医院就诊。

2. 肾素 - 血管紧张素系统抑制剂 这一类药物有降压作用，这类药物不良反应包括肾功能损害、高钾血症、症状性低血压、咳嗽以及罕见的血管水肿。在使用过程中，建议患者定期复查肾功能、电解质及血压变化，关注水肿及有无刺激性咳嗽。

3. 醛固酮受体拮抗剂 副作用为可危及生命的高钾血症，在使用过程中，需要定期监测电解质、肾功能；胃肠道反应也较常见，如恶心呕吐、胃痛等，如出现消化道症状，可进行抑酸、护胃治疗；10%～15%的患者可出现男性乳腺发育。

4. 钠 - 葡萄糖共转运蛋白 2 抑制剂 其主要副作用是导致血容量不足、肾功能受损、泌尿生殖系统感染、酮症酸中毒。应定期监测肾功能、血压变化及观察有无感染。

5. 利尿药 心衰患者常常伴有容量超负荷，利尿药可以消除水肿，减轻呼吸困难症状，小剂量长期维持是必要的。

定期随访评估

患者在心衰诊断后，应每 2 周进行一次治疗调整，在医师指导下 3～6 个月实现最佳的药物治疗效果，同时应经常对患者的临床状况、血压、肾功能、电解质、心脏功能进行重新评估。心衰的治疗是终身的，切忌擅自停药。

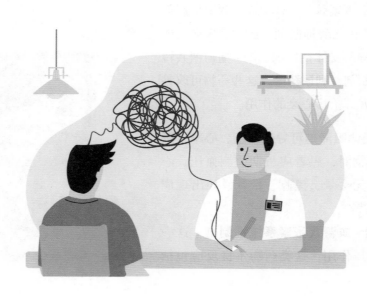

何时需要专业帮助

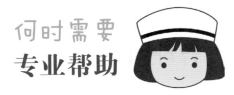

患者在治疗过程中出现症状加重或出现严重不良反应，如症状性低血压、心率慢、心悸、头晕、黑矇、晕厥、严重的消化道症状等，请立即至医院就诊。

牢记

做好"一警惕症状，二监测指标。"

※ **一警惕症状**：警惕有无心悸、头晕、黑矇、晕厥等相关症状及药物不良反应相关症状。

※ **二监测指标**：应在家长期监测血压、心率，并定期到医院复查肾功能、电解质、脑钠肽（BNP）或 N 端脑钠肽前体（NT-ProBNP）等相关指标，根据结果调整药物剂量及治疗方案。

第三节
心力衰竭患者怎么合理摄入食盐

59岁的刘大爷是一名修补匠，平时身体还不错，5年前在社区体检的时候，被确诊为高血压心脏病；但是固执的刘大爷不愿意接受自己患有心脏病的事实，无论家人怎么规劝都不吃药。这不，今年夏天一场突如其来的感冒持续了近1个月以后，刘大爷的病情突然加重，出现呼吸困难、胸闷、腹胀、乏力等症状。家人将他送到区人民医院，被诊断为心力衰竭。好在送去得及时，住院3个多星期后康复出院，通过这次住院，在医师的嘱咐下，出院之后的刘大爷开始规律的药物治疗，身体状况一直还算可以。但是，不到半年的时间，刘大爷因心衰复发再次入院，而且，2个月内住院2次。刘大爷平时吃得不多，也不油腻，医师很奇怪，为什么刘大爷会连续2次复发？直到有一天，医师查房的时候看到快要出院的刘大爷正在吃家人送来的午饭，发现里面有腊肉、香肠，才恍然大悟。赶紧询问了刘大爷这2个月的饮食情况，原来因为临近春节，家里准备了很多腊肉、香肠，而刘大爷又酷爱吃腊肉、香肠，虽然平时饮食很清淡，但是这2个月贪嘴，每个星期都会吃上三四次，每顿都吃得不少。大量的盐在体内蓄积，就诱发了心衰。在医师的劝说下，刘大爷不再吃腊肉、香肠这一类高盐食物，心衰就很少发作了。

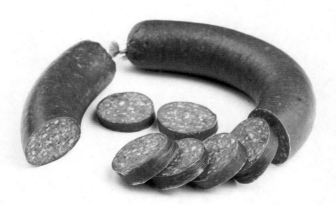

关于心力衰竭患者饮食应该知道的重点

刘大爷得的病叫心力衰竭，这类患者应平衡膳食，低盐、低脂、少量多餐，以清淡、易消化的食物为主，不能吃太咸的食物，如腊肉、咸鱼、咸菜、咸蛋等，高盐摄入会使心力衰竭风险加倍。做菜时可用芝麻酱、葱、姜、蒜等佐料提味，减少食盐的使用；可适当改变口味，用酸、甜、辣代替咸味；炒菜出锅时再放盐，这样盐分不会渗入到蔬菜里面；多以清蒸的方式进行烹饪等。

◎ 心力衰竭患者为什么不宜吃太咸

由于盐中的主要成分为氯化钠，钠的滞留会增加心力衰竭患者水肿的程度，是诱发或加重心力衰竭的重要原因。所以，心力衰竭患者选择低盐饮食，甚至是无盐饮食可以有效预防心力衰竭。

◎ 心力衰竭患者该怎么吃盐

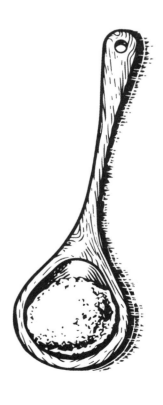

对于未使用利尿药或者利尿药使用剂量偏小的患者，其食盐的摄入量分为以下三种情况。

1. 轻度心力衰竭，即患者活动后没有任何症状，每天的食盐摄入量为 5g 以下。

2. 中度心力衰竭，即患者轻度活动便有气促等症状，每天的食盐摄入量为 2.5g。

3. 重度心力衰竭，即轻微活动或者不活动便出现气促等症状，每天的食盐摄入量为 1g。

如果心力衰竭患者使用利尿药保证每天排尿量，则不需要严格限盐，但仍要注意以清淡饮食为主。

何时需要
专业帮助

经正规治疗的心力衰竭患者，双下肢水肿仍顽固性存在，需要在医护人员的帮助下评估每日饮食盐量。

牢记

做好"合理膳食、限盐是关键。"

心力衰竭患者必须注重调节自身的饮食结构，坚持少食多餐，尽量不吃高钙、高盐以及油腻的食物，选择易消化、富含维生素的食物，注重营养补充，特别是能量和蛋白质的需求。根据患者的体质和病情严重程度，制订合理的饮食方案。

得了心力衰竭需要终身服药吗

48 岁的李先生是一家公司的高管，身高 172cm，体重 92kg。2 年前因患心力衰竭入院，经过 2 个星期的治疗康复出院，服用药物并休息了一段时间之后就又回到了自己忙碌的岗位上。由于工作性质的原因，李先生经常不按时服药，甚至忘记服药，有一顿没一顿，难受了就服用，没有症状的时候就不服用。这不，很长一段时间没有症状的李先生索性把药都停了。直到有一天，李先生和客户结束了长达 3 个小时的交谈之后，他突然喘着粗气、大汗淋漓，还吐了很多泡沫痰，助理小张赶紧拨打了 120 急救电话，李先生被送往附近的一家综合性大医院，经救治后转危为安。转到普通病房的李先生回想起来特别后怕，好在医院离得比较近，有助理小张在，救护车赶到及时，才避免了悲剧的发生，否则后果不堪设想。李先生向主治医师询问了这次发病的原因，医师告诉他："这是由于他没有坚持服药导致的结果。"医师嘱咐李先生一定要按时吃药，不要自己随意停药，并且要加强锻炼，争取把体重减一减，定期复查。出院后的李先生再也不敢不吃药了，而且定了闹钟每天都按时服药，以清淡饮食为主，每天坚持运动半小时。大半年过去了，李先生的心衰没有再复发。

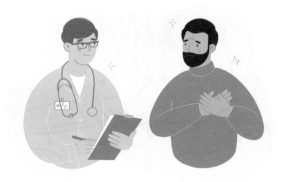

关于心力衰竭患者长期药物治疗应该知道的重点

◎ 心力衰竭需要终身服药吗

绝大多数心力衰竭的患者需要维持一个长期的、以药物治疗为基础的综合性治疗。只有极少数患者在药物治疗或解决病因的基础上达到痊愈，但仍须定期监测心脏情况。

◎ 服用药物的过程中注意事项有哪些

不可擅自减药、停药；定期复查，通过血液化验了解肌酐、尿素氮、血钾、血钠、血镁等指标情况，同时监测心电图、心脏彩色多普勒超声等检查结果，及时调整药物治疗方案，使患者维持相对理想的状态。

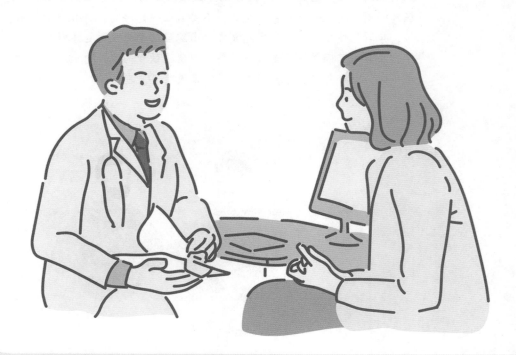

何时需要
专业帮助

患者定期复查，但仍症状加重和出现药物不良反应。

牢记

做好"一遵医服药，二监测病情，三定期复查，四及时调整。"

❋ **一遵医服药**：遵医嘱、长期坚持服药是维持病情稳定、降低不良心血管事件风险发生的重要手段。千万不要凭借自我感觉去调整治疗的时间或服药次数及药量等，避免病情反复而延长恢复期。

❋ **二监测病情**：心衰患者要养成定期监测的习惯，如体重、血压、尿量、面色、脉搏等。通过体重变化可及早发现液体潴留，及时发现异常尽早就医；坚持测量血压和心率，就诊时带上相关记录，以便医师了解病情，据此调整用药，方便诊疗。

❋ **三定期复查**：心衰患者治疗时间普遍比较长，需要定期复查，对身体有最新的了解，以便发现异常情况，有利于调整用药方案。

❋ **四及时调整**：医师会根据患者近期的血压、心率、尿量及复查的相关指标结果，及时调整药物治疗方案，从而更好地达到治疗效果。

第五节
心力衰竭患者如何安全过冬

眼看着春节就要来临了，这几天走在街上到处都是拎着大包小包购买年货的行人，每个人的脸上、身上都洋溢着喜气，可村里的王大爷这几天却愁容满面。也许是前几日受凉感冒后一直咳嗽不断，或是近几天忙于准备年货导致的劳累，王大爷总是心累、气促，而且胃口不如原来好了，吃饭也不如原来多了，体重却在"蹭蹭"地往上涨，整个人显得臃肿而无精打采。邻居家的孙女小李在某医科大学读书，正逢寒假来给王大爷送年货，看到了躺在床上的王大爷，不禁寒暄了几句，说着说着只见小李眉头紧缩，说道："大爷，您这是心力衰竭的表现啊，我陪您去医院看看吧。"于是当天王大爷在小李的陪同下来到了社区医院，因小李发现得及时，王大爷很快就恢复了健康，和大家一起开开心心过春节了。

王大爷的这种症状医学上称之为心力衰竭，是所有心脏疾病（冠心病、高血压、心肌病、瓣膜病等）患者最终都会出现的问题。心力衰竭在冬日里的发病率明显高于其他季节。心力衰竭分为慢性心力衰竭和急性心力衰竭；慢性心力衰竭会影响生活质量，急性心衰常危及生命，所以说心力衰竭是一类严重的综合征，但心力衰竭的发生往往是有原因的，如果我们能适当掌握导致心力衰竭发作的原因和诱因，就可以为患者减轻痛苦，提高救治的成功率。

◎ 加强保温措施

冬天天气寒冷，血管收缩、体液蒸发少，心脏前、后负荷压力增大，导致心血管事件的发生概率大大增加，所以加强保温措施显得尤为重要；可以多穿衣物，打开空调、暖气等制热设备，条件允许的话，可以去海南等天气温暖的地方度过寒冬。

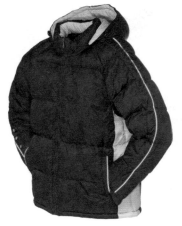

防寒保暖

◎ 关注体重的变化

每天早晨起床时可以称下自己的体重，关注自己的体重有无明显的变化。若发现体重增加，仔细观察自己有无下肢水肿，有无心悸、气促等情况，若有，则可能是心衰的前兆。

◎ 加强营养支持

冬天，人的体温降低，基础代谢率降低，我们的食欲、精神状态都会受到影响，这时我们要注意平时的饮食，做到规律、健康、营养，创造一个健全的体魄来与心衰做斗争。

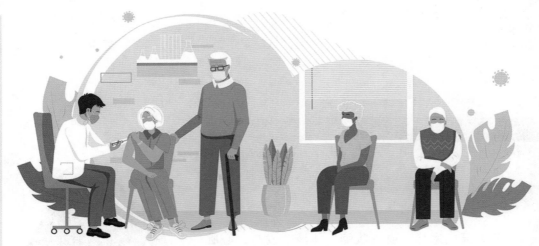

老年人冬春季注射肺炎疫苗和流感疫苗

◎ 预防呼吸道感染

　　寒冷的冬天，呼吸道病毒肆虐，再加上冬日里大家开窗通风的意识不强，所以呼吸道感染的可能性就会变大，而呼吸道感染作为心力衰竭的主要诱因之一又会促进心力衰竭的发生、发展，所以预防呼吸道感染可以显著降低心衰的发病率。

何时需要 专业帮助

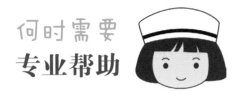

急性心力衰竭发作的患者，如出现下列症状，如烦躁、呼吸困难、端坐呼吸、大汗淋漓、四肢湿冷等，应立即就诊于最近的医疗机构；慢性心力衰竭的患者，如出现腹胀、喘累、下肢水肿进行性加重，也应进一步就诊。

牢记

> 做好"一保温、二预防、三关注、四营养。"

❀ 一保温：冬天天气寒冷，家属一定要注意让患者加强保温，这对于预防心衰的发作是很有帮助的，若条件允许，冬天可去天气温暖的地区（如三亚）过冬。

❀ 二预防：冬天因为天气寒冷，家家户户喜欢关紧门窗，这就为病毒的传播提供了机会，心力衰竭患者要注意采取勤通风、出门戴口罩等措施，以减少呼吸道感染的可能。

❀ 三关注：心衰患者心衰发作时往往伴随体液潴留，所以关注体液管理尤为重要。要关注患者一天内液体的入量、出量是否平衡，也就是家人要关注患者体重有无明显增加。

❀ 四营养：虽然肥胖是心力衰竭的危险因素，但营养状态差却会增加心衰患者的死亡率，所以我们要关注心衰患者的营养状态，加强高蛋白、精蛋白饮食。

第六节
心力衰竭患者如何延年益寿

陈力今年 40 岁了，10 年前还是个小伙子的时候，稍微活动下就累得不行，晚上睡觉也躺不平，都是坐着睡到天亮。后来因为呼吸困难被救护车送到了医院，一检查是得了严重的心脏病，据说是心力衰竭，医院还下了好几次病重通知，反复向家属沟通患者有猝死的风险。通过长时间的住院治疗，陈力晚上终于可以躺着睡觉了，这让陈力和家人高兴了好一会，以为这病就彻底治好了，但是出院的时候，医师又反复跟陈力和家属沟通，说明心力衰竭以后会反复出现的，陈力还是有猝死的风险，并且嘱咐陈力以后一定要定期复诊、按时吃药。自从那次出院后，陈力每个月都要去医院复诊，按时吃药、规律生活，中间也穿插着住院几次，病情也有过反复，但再也没有出现坐着睡觉的情况了。

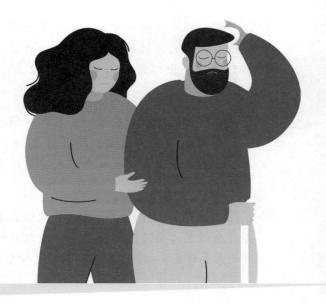

关于纠正心力衰竭应该知道的重点

◎ 心脏像发动机，发动机负荷过重就是心力衰竭

原来，陈力得的病叫心力衰竭，可以出现咳喘气促、下肢水肿、呼吸困难等症状。

如果把我们的身体比喻成一辆汽车，那么心脏便是汽车的发动机，当心脏负担加重时，心脏不能承担起过重的负担，便会出现心力衰竭，致使心脏不能正常泵出动脉血，引起机体供血不足以及静脉血不能正常回流至心脏，导致外周血液淤滞。如同汽车在马路上行驶一样，如果载物量过重或道路的摩擦力过大，发动机就会运作不起来，导致汽车不能正常行驶。

◎ 心力衰竭患者如何避免心力衰竭的发作

1. 治疗或纠正导致心力衰竭的疾病或诱因。

2. **休息**　当心力衰竭发作时，要避免劳累，加强休息，同时注意保持大便通畅。

3. **饮食**　少食多餐，饮食清淡、易消化；控盐，每日不超过 5g，控水（每日 500 ~ 1 000ml）。

4. **药物**　强心、利尿、扩血管、抑制心肌细胞的重塑等药物辅助。建议患者一旦出现心衰，应就诊于专科医院请求专业帮助。

5. **手术**　内科可植入起搏器，如 ICD、CRT、CRTD 等，外科行心脏移植术等。

175

何时需要专业帮助

如出现下列症状，如烦躁、呼吸困难、端坐呼吸、大汗淋漓、四肢湿冷、腹胀、喘累、下肢水肿进行性加重，应进一步就诊。

牢记

> 做好"一情绪、二烟酒、三容量、四药物、五手术。"

❋ **一情绪**：心衰的患者要保持好心情，不要大喜大悲，不要紧张、躁动，要平静、冷静地面对一切事情。因为一旦情绪紧张、交感神经兴奋，就会导致心脏做功增加，使心脏持续疲惫，促使心力衰竭发作。

❋ **二烟酒**：烟酒作为心血管疾病的危险因素会促进心力衰竭的发生及进展，故心力衰竭的患者应该戒烟少酒。

❋ **三容量**：患者心力衰竭发作时往往伴随体液潴留，所以关注体液管理显得尤为重要。关注患者一天内液体的出入量是否平衡，对预防心力衰竭的发生有着重要的作用。

❋ **四药物**：药物可以缓解心力衰竭患者的症状、抑制心肌细胞的重塑、减慢心力衰竭的进展，故长期、规律服用药物是心力衰竭患者需要坚持的事情。

❋ **五手术**：心力衰竭患者若病情一直进展，心脏变大、心脏壁变薄、射血功能减退、药物干预的疗效甚微，则可以考虑心脏移植，拯救生命。

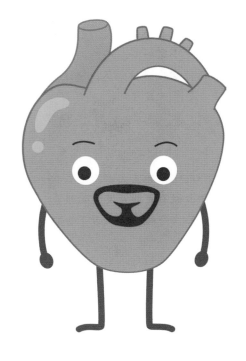

第 十 一 章

心血管疾病常见急症

第一节
心肌梗死

李叔叔今年56岁，性格耿直，为人也豪爽，喜欢隔三岔五约朋友在家里小聚一下。平时酒不离口、烟不离身，去年体检的时候，医师告诉他空腹血糖也高，建议他去医院详细检查一下，但李叔叔总是说："没事，我年轻的时候还当过兵呢，我这身体，再干30年都没问题。"今天和往常一样，李叔叔也和几个朋友在外面吃饭，其间李叔叔突然捂住胸口，面色煞白，豆大的汗珠从他额头上滚落。朋友立即问："老李，你怎么了？"李叔叔有气无力地说："胸口痛得很！"一起吃饭的王大爷有冠心病病史，身上一直带着速效救心丸，他认为李叔叔有可能是突发心绞痛，从怀里掏出速效救心丸，在掌中抖落几颗后立即喊李叔叔舌下含服。可是十来分钟过去了，李叔叔的情况并未好转，仍然胸痛不止，没有丝毫缓解，并且一直大汗淋漓，伴有胸闷、呼吸困难。朋友们这时才觉得不太对劲，慌忙中拨打了120。没过多久，救护车将李叔叔接到了医院。心电图检查结果提示Ⅱ、Ⅲ、avF导联ST段弓背抬高，并且抽血检查心肌损伤标志物，也有不同程度的上升，诊断为"冠状动脉粥样硬化性心脏病 急性ST段抬高型下壁心肌梗死"。在通知李叔叔的家人并签署知情同意书后，李叔叔被送入了心内科导管室。行选择性冠状动脉造影术提示"右冠状动脉近端完全闭塞"，术中在右冠状动脉植入一枚药物支架，术后送入重症监护室继续治疗，病情相对平稳后被送入普通病房完成后续治疗，经过治疗，李叔叔终于转危为安了。

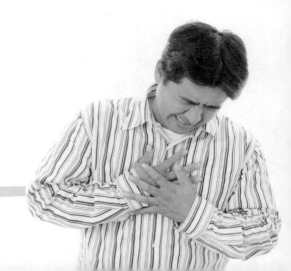

关于心肌梗死应该知道的重点

◎ 什么是心肌梗死

李叔叔所患病症在医学上被称为急性心肌梗死，心肌梗死指由于冠状动脉急性闭塞导致心肌细胞缺血坏死，临床上多表现为剧烈而持久的胸骨后疼痛，伴有血清心肌损伤标志物增高及心电图动态变化，属于急性冠状动脉综合征中的严重类型。引起上述情况最常见的病因是在冠脉不稳定斑块破裂、糜烂的基础上继发血栓形成，导致冠状动脉完全闭塞，缺血时间达 20～30 分钟以上，即可发生心肌梗死。急性心肌梗死是中老年人常见的危害性很高的一种疾病，需要提高警惕，早期识别，尽快就诊，争分夺秒开通闭塞血管，挽救缺血的心肌。

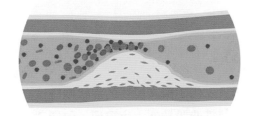

动脉粥样硬化

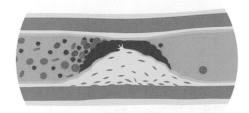

血栓形成

动脉粥样硬化斑块破裂，血栓形成，完全堵塞冠状动脉，
引起急性心肌梗死

◎ 如何初步识别心源性胸痛，尤其是心肌梗死的症状

部分患者在发病前可有先兆症状，如乏力、胸部不适、心悸气促、烦躁及心绞痛等前驱症状。并且心绞痛的症状较以往更加频繁，程度更剧烈，持续时间更久，硝酸甘油的疗效更差且诱发因素也不明显。疼痛的部位和性质多和心绞痛相似，但诱因多不明显，程度较重，并且常伴烦躁不安、出汗、恐惧或濒死感。也有部分患者疼痛症状不明显，但起病即表现为休克或急性心力衰竭。还有部分患者胸痛的部位不典型，常被误认为是胃痛、牙痛或者肩周痛等。急性心肌

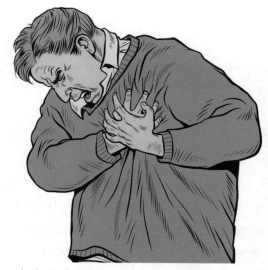

胸痛持续时间超过 30 分钟，要警惕急性心肌梗死

梗死除了有典型的胸痛，可伴随有其他症状，如恶心、呕吐、上腹疼痛等胃肠道症状。各种类型的心律失常亦较常见，通常以室性心律失常为主。急性心肌梗死发生亦会影响心排血量，造成心力衰竭、低血压和休克。

◎ 在家中发生了心肌梗死如何处理

心肌梗死的发病人群可有如下危险因素：中老年、高血脂、高血压、高血糖、吸烟、肥胖等。若有上述危险因素的患者发生了前文所述的症状则应该高度怀疑发生了急性心肌梗死。**若在家中发生了急性心肌梗死，应牢记一句话"及时拨打 120 急救电话，把握黄金救治 120 分钟"**。这两个"120"非常重要，心梗死亡率高，抢救刻不容缓，发作后应迅速呼叫 120，呼得早就救得早、救得早才救得好。在呼叫 120 之后等待救护车到来的这一段时间，家属应立即让患者坐下或卧床休息以减少心肌的氧耗，并且保持呼吸道通畅，应迅速解开患者衣领

及清除口腔内异物，若室内空气污浊，应打开窗户通风。但须指出的是，在天气寒冷时，应注意给患者保暖。若有条件，可以给患者吸氧。恶性心律失常或心搏骤停是急性心肌梗死的严重并发症。若患者出现猝倒、呼之不应、大动脉搏动及呼吸消失，应立即给予患者闭胸心脏按压及口对口人工呼吸。具体方法详见相关章节。若上述情况发生在公共场合，使用成人自动体外除颤仪（AED）可以立即终止恶性心律失常。有条件的话，立即获取 AED 并正确使用可以及时挽救患者的生命。

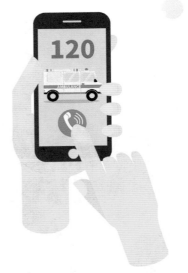

◎ 心肌梗死的主要治疗措施

家人突发胸痛，及时拨打 120

　　考虑到急性心肌梗死发病率及死亡率较高，患者及家属可能需要了解在院内如何治疗该疾病，以配合医师工作。成功将发生急性心肌梗死的患者转运至院内后，将进行心肌再灌注治疗，这其中有两种方案：经皮冠脉介入术（PCI）和溶栓治疗，前者为介入手术治疗，后者为静脉药物治疗。在心肌梗死发生的 3 ~ 6 小时，最多 12 个小时之内，在有条件的医院，首选经皮冠脉介入术，旨在立即开通闭塞的冠状动脉，挽救缺血心肌。若无行经皮冠脉介入术的条件，则可以选静脉溶栓治疗，亦可以达到开通血管的目的。在完成血管灌注的目标后，依据患者病情可能会将患者转入监护室或普通病房接受药物治疗。常见的药物有以下几种。

　　1. 抗血小板聚集药物，例如阿司匹林、氯吡格雷及替格瑞洛。

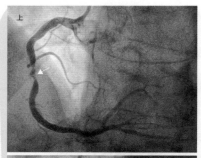

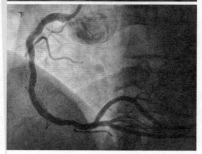

上图：急性心肌梗死患者的冠脉造影提示右冠状动脉严重狭窄（白色箭头）。下图：植入冠脉支架后，右冠状动脉畅通，心肌血供恢复

2. β 受体阻滞剂　美托洛尔、比索洛尔等。

3. 血管紧张素转化酶抑制剂 / 血管紧张素 II 受体阻滞剂　培哚普利、贝那普利、厄贝沙坦和缬沙坦等。

4. 调脂类药物　阿托伐他汀和瑞舒伐他汀等。

须指出的是，不管患者在院内还是出院，对于上述药物的服用都应该严格遵医嘱进行，切记不要自行增减药物的剂量，甚至停用药物。用药期间注意监测药物的不良反应，同时监测患者的心率、血压。

何时需要专业帮助

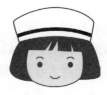

持续时间超过 30 分钟的胸痛需要警惕急性心肌梗死。

牢记

做好"一识别、二急诊、三治疗、四管理。"

❋ 一识别：急性心肌梗死多见于 40 岁以上的中老年人，近年来有年轻化趋势，女性在绝经前发病率低于男性。

有基础疾病的人群发病率高，糖尿病和糖耐量异常、高血压、脂代谢异常等基础疾病人群的发病率较无基础疾病人群高。有不良生活习惯的人，如吸烟及高糖、高脂、高盐饮食者也容易发生急性心肌梗死。以上行为都属于该疾病的危险因素。如此类人群突发胸痛、大汗，且不缓解，要高度怀疑发生了急性心肌梗死。

❋ **二急诊**：怀疑急性心肌梗死的患者应做到早发现、早急诊，不得耽误，并加强住院前的就地处理。现在大部分二甲及以上的医院都设有胸痛中心，专门 24 小时救治此类急症胸痛患者，切勿因为不重视或者疏忽，导致错过黄金救治时间窗。

❋ **三治疗**：患者一旦诊断为急性心肌梗死，必须立即治疗，药物治疗包括抗血小板聚集药物（如阿司匹林、氯吡格雷、替格瑞洛等）和调脂及稳定斑块类药物（如阿托伐他汀、瑞舒伐他汀等），同时准备心肌再灌注治疗，这其中有两种方案：经皮冠脉介入术（PCI）和溶栓治疗，前者为介入手术治疗，后者为静脉药物治疗。在心肌梗死发生的 3～6 小时，最多 12 个小时之内，在有条件的医院，首选经皮冠脉介入术，旨在立即开通闭塞的冠状动脉，挽救缺血心肌。

❋ **四管理**：急性心肌梗死患者出院后的治疗同样非常重要。除了严格遵医嘱服药外，应避免各种诱发因素，如紧张、愤怒、激动、饱餐、寒冷等，应戒烟、限酒，肥胖患者应控制体重，高血压、糖尿病患者应严格控制血压及血糖。调整日常工作和工作量，减轻精神负担，保持适当的体力活动，以控制不发生心绞痛症状为度。注意严格遵医嘱入院复查相关检查，如心电图、血脂、心脏彩超、凝血功能等。

第二节
急性肺栓塞

五星级酒店大厨小唐最近感觉右下肢肿痛，主要表现为右小腿胀痛及右侧踝部水肿，活动后疼痛加重，卧床休息几天后虽然水肿未消，但胀痛好转一些，所以就没有进一步寻求诊治，继续坚持工作。一天前，小唐正在厨房忙前忙后，突然感觉左胸口及左背部剧烈疼痛，吸气时疼痛更加明显，伴气短、干咳，同事们赶紧把小唐背到社区卫生服务中心。医师向小唐询问近期身体情况，进行简单查体后，让小唐赶紧卧床平躺，快速稳定小唐的紧张情绪，并取来氧气袋让小唐把氧气吸上，调整小唐的呼吸节奏和频率，这时小唐感觉气短较前缓解一些，医师随即叫来急救车护送小唐到就近的医院进一步治疗。

经过医院的全面检查，原来小唐患上了急性肺栓塞。急性肺栓塞是以各种栓子急性阻塞肺动脉引起的一组疾病，包括急性肺血栓栓塞症、急性脂肪栓塞、急性羊水栓塞、急性空气栓塞等。其中急性肺血栓栓塞症是急性肺栓塞最常见的类型，而深静脉血栓的脱落又是引起急性肺血栓栓塞症最常见的原因。原来小唐之所以出现右下肢肿痛，是因为患有深静脉血栓，而小唐未予以重视，反而频繁活动，从而造成静脉血栓脱落，血栓通过静脉系统进入肺循环，并停留在肺动脉中造成阻塞。急性肺栓塞是三大致死性心血管疾病之一，其死亡率接近15%，高于急性心肌梗死。还好小唐救治及时，没有引起大范围的肺栓塞，经过积极溶栓及抗凝治疗后症状明显缓解。所以我们应该适当了解急性肺栓塞的危险因素、相关症状及救治方法，做到早发现、早诊断、早治疗。

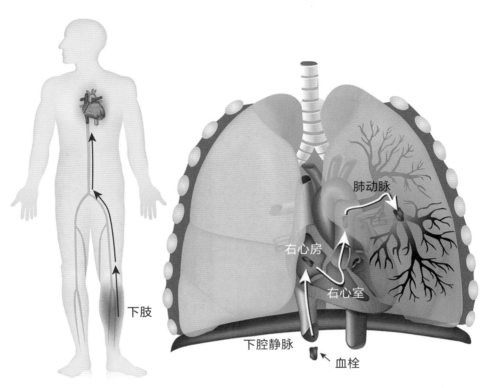

下肢

肺动脉

右心房

右心室

下腔静脉

血栓

下肢深静脉血栓形成，血栓一旦脱落，通过下腔静脉进入右心室，堵塞肺动脉，导致急性肺栓塞

关于急性肺栓塞应该知道的重点

◎ 如何早期识别急性肺栓塞

患者患上肺栓塞的危险因素：长时间乘坐飞机、既往或近期患有深静脉血栓、怀孕、口服避孕药、近期手术或创伤后长时间卧床、内置静脉导管、易栓症人群等，这些因素都容易导致机体局部形成静脉血栓。

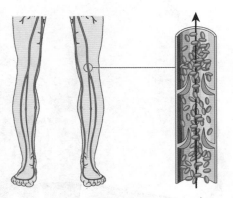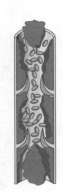

下肢深静脉血栓形成

患者发病时常有以下表现：突发"原因不明"的呼吸困难、胸痛、气促、咳嗽、窒息感，重者有烦躁不安、咯血、出冷汗、神志障碍、晕厥、发绀、休克等。

肺栓塞容易误诊和漏诊，造成救治不及时，因此提高肺栓塞的诊断意识尤为重要。

◎ 让患者绝对卧床，避免活动

因为肺栓塞患者体内的栓子容易脱落，并随着血流移动，导致其他部位栓塞，下床活动是引起血栓脱落的重要原因之一。为了防止栓子再次脱落，引起其他部位栓塞，应该让患者卧床休息（即便是送至医院的过程中也要让患者平躺休息，尽量避免活动），在床上活动时不要突然坐起，不要过度屈曲下肢，并且不能挤压、按摩患肢。入院治疗后也要多卧床休息，防止血栓脱落造成肺栓塞复发。

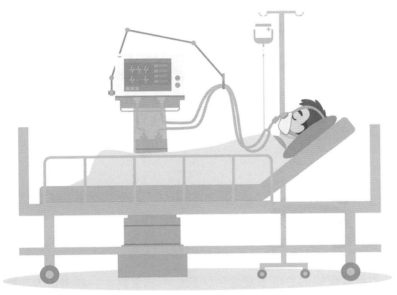

急性期患者应绝对卧床休息

◎ 保持大便通畅

要保持大便通畅，切勿用力排便（如果大便不好解，可以使用开塞露等药物），因为用力排便会造成腹压增加，导致外周血回流至心脏及肺血管的速度加快，进一步促使栓子脱落及栓塞。

◎ 尽快稳定患者的紧张情绪，如
有条件可吸氧

栓子停留在肺血管中会刺激肺内的感受器反射性引起过度通气，同时患者由于紧张后出现大口呼吸，呼吸频率明显增快，导致过度换气；另外，肺栓塞后栓塞部位肺血流减少，肺泡无效腔增大，肺内血流重新分布，通气/血流比例失调。这些因素都会导致患者出现低氧血症。因此，应尽快安抚患者紧张、焦虑的情绪，给予患者鼻导管或面罩吸氧（2~3L/min），并引导患者将呼吸频率调整至正常（18~22次/min）。

何时需要 专业帮助

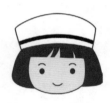

急性肺栓塞是心血管疾病的急危重症之一，死亡率非常高。一旦考虑发生急性肺栓塞，在对患者做好以上注意事项及处理后，应尽快将患者送到医院由医师指导诊治。入院后通常需要抽血检测 D- 二聚体水平，如果 D- 二聚体结果为阴性，大多数情况下可以排除急性肺栓塞。如果 D- 二聚体水平升高，则需要完善肺动脉 CT 造影（已成为诊断肺栓塞影像学上的金标准）来确立或排除急性肺栓塞。诊断急性肺栓塞后，首先要进行快速准确的危险分层，对于低危患者，需要单纯抗凝治疗，预防再栓塞；对于高危患者，在抗凝治疗的基础上，须进行溶栓或者取栓术治疗。

牢记做好"一卧、二静、三吸、四送、五查、六治。"

❋ **一卧**：家属一定要注意让急性肺栓塞患者绝对卧床。因为下床频繁活动，可能导致下肢的栓子脱落，增大栓塞面积，从而加重病情。还要保持大便通畅，切勿用力排便，避免增加腹压，造成栓子脱落。

❋ **二静**：家属一定要注意让急性肺栓塞患者保持冷静，这对于缓解病情很有帮助，若条件允许（如在医院），可注射镇静药物，迅速缓解患者焦虑和惊恐。

❋ **三吸**：急性肺栓塞通常会引起机体缺氧，故吸氧有助于改善患者的缺氧症状。若有条件可以给患者及时供氧（面罩给氧优于鼻导管给氧），严重缺氧时应给患者相应的呼吸支持，比如无创机械通气或者有创机械通气，这些机械通气都是为了改善患者的氧输送，减轻患者的缺氧症状。

❋ **四送**：急性肺栓塞发病急、危害大、死亡率高，应尽快联系专业医师提供帮助，并及时送至医院进一步治疗，在送往医院的过程中，注意尽量减少患者活动。

❋ **五查**：尽快完善血浆 D-二聚体检测（这是一个很好的排除性指标），若为阴性，通常可排除急性肺栓塞。明确诊断还须完善肺动脉 CT 造影，这是目前诊断急性肺栓塞的金标准。另外，进一步完善下肢血管超声、心脏彩色多普勒超声、心电图、心梗标志物等检查，有助于评估病情。

189

❋ **六治**：对于血流动力学不稳定的高危患者，须尽快行溶栓治疗（我国常用的溶栓药物有尿激酶、阿替普酶、瑞替普酶），溶栓治疗结束后继续予以低分子肝素或华法林（或新型口服抗凝药物，如达比加群酯、利伐沙班）抗凝治疗；对于存在全身溶栓禁忌证或全身溶栓失败的肺栓塞患者，可考虑行经导管溶栓术或外科血栓清除术。多数情况下，血流动力学稳定的患者一般给予抗凝治疗即可（如华法林、达比加群酯、利伐沙班），抗凝疗程一般为 3~6 个月。对于存在抗凝禁忌证的患者，还可以考虑植入下腔静脉滤器，降低肺栓塞复发风险。

急性肺栓塞患者出现呼吸、心搏骤停，必须尽快、尽早进行心肺复苏，给予多巴酚丁胺、多巴胺、去甲肾上腺素等药物进行抢救。

一般推荐所有肺栓塞患者抗凝治疗 ≥ 3 个月，3~6 个月后到医院进行随访，肺栓塞急性发作的患者除了要绝对卧床休息 2 周以外，还需要注意的是，在床上活动时不要突然坐起，不要过度屈曲下肢，并且不能挤压、按摩患肢，以防止血栓脱落，避免再次肺栓塞。另外，对于出现呼吸困难症状的患者，应该给予吸氧治疗。总的来说，血液高凝的人，需要多活动。但一旦发生栓塞，就要绝对制动（不要活动，要卧床休息）。

如果患者出现严重的血流动力学障碍，则应考虑急性期进行溶栓，甚至介入治疗，尽量避免肺栓塞的面积增大。

如果患者是因为肺栓塞导致呼吸、心搏骤停，必须尽快、尽早进行心肺复苏术。只有及早、有效地开展心肺复苏术，才能尽快将患者从死亡边缘拉回。在心肺复苏成功以后，才有充足的时间进行相关的溶栓以及有创 / 药物治疗。

心脏健康密码
Xinzang Jiankang Mima

第三节
高血压急症——
重在平时血压的控制，别让高血压急症找上你

公司职员小王，男，34 岁，在一家私企上班，常年加班，生活非常不规律，长期吃外卖和高油脂的食物，而且抽烟、熬夜加班、几乎不运动。小王在读大学的时候就发现血压升高，长期监测血压都在（140～160）/（100～110）mmHg，但小王觉得自己年轻，心里非常抗拒服用降压药物。近 1 周，小王因业务需要连续熬夜加班，大量吸烟，自觉心里不舒服，反复出现胸闷、头晕、头痛不适，但小王没有去就医。一天凌晨，小王正在加班整理材料，但自觉心里越来越不舒服，胸闷得厉害，并且出现呼吸困难的症状，同时头晕、头痛非常明显，还出现一次呕吐。小王急忙打车去到市医院急诊科，急诊问诊结束后，医师连忙给小王测血压为 210/130mmHg，查心电图提示前壁导联 ST 段有压低，抽血检查显示肌酐升高到 200μmol/L。急诊科考虑为高血压急症，给予小王降压治疗，小王血压下降后，胸闷、气促都明显好转。待小王血压平稳后，急诊安排了头部磁共振成像检查，发现颅内有多发的腔隙性脑梗死病灶。急诊将小王转诊至心血管内科住院治疗，经过 1 周的治疗，小王血压逐渐调整至 120/80mmHg，上述症状也明显好转，心内科医师向小王充分说明了高血压治疗的注意事项，小王终于获得了正确的观念，之后长期坚持服用降压药物，并且改变了不良的生活方式，血压控制良好，未再发作上述症状。

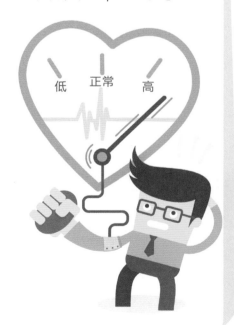

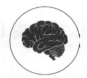
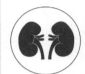

长期高血压会对心脏、脑、肾脏、眼和血管产生损害

◎ 如何识别高血压急症

高血压急症往往是在原有高血压的基础上，血压长期未能得到有效控制或在劳累等诱因作用下，导致血压突然显著升高（往往超过 180/120mmHg），同时伴有心、脑、肾、眼等靶器官的进行性损害。我们知道，高血压最大的危害就是导致上述靶器官的损伤，而高血压急症导致的急性靶器官损伤包含有以下情况。

1. 高血压脑病或伴颅内出血，导致出现头晕、头痛、恶心、呕吐、偏瘫等症状。

2. 心绞痛、急性心肌梗死、心力衰竭导致患者出现胸闷、胸痛、呼吸困难，而高血压导致主动脉夹层时症状更加明显，出现明显的、胸背部持续的撕裂样疼痛，这种病非常凶险，死亡率很高。

3. 肾功能损害，出现肌酐升高、尿蛋白阳性。

4. 视网膜出血、水肿等导致视力下降等。

◎ 如何避免高血压急症

前面提到，高血压的治疗重在平时的规律控制，减少不良的生活方式，减少劳累、情绪激动导致的血压突然波动。在医师指导下规律服用降压药物和实现高血压控制的达标非常重要，同时定期监测血压情况和进行健康体检，可有效减少靶器官的损害；如果服用原有降压药物血压不能有效控制时，应该及时就医，调整降压药物。上述这些是高血压患者应该牢固树立的观念。

何时需要 专业帮助

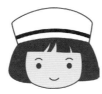

一般患者出现上述高血压急症的症状时，仅仅靠在家里服用降压药物是没有效果的，需要患者紧急就医，寻求医师的帮助，进行充分的检查，明确靶器官损害的情况，排除严重并发症，如脑出血、急性肺水肿、急性心肌梗死、主动脉夹层等，并给予及时的降压治疗，才能够有效地缓解患者的症状。

牢记

做好"一平时规律控制，
二及时就医。"

❋ 一平时规律控制：前面提到平时规律服用降压药物，实现血压的有效控制非常重要，这对减少高血压急症的发生非常重要。我们已经知道，平时合理饮食、戒烟戒酒、规律运动对于控制血压非常重要。同时定期进行健康体检非常重要，及时发现已经出现损害的靶器官并进行干预治疗，避免出现严重并发症。

❋ 二及时就医：一旦发生高血压急症的临床症状，需要尽快就医，寻求医师的帮助，避免出现不可逆的损害以及严重的并发症，在医师的帮助下降低血压，改善临床症状。

第四节

主动脉夹层

天气晴朗，阳光明媚，一大清早，简大爷便与儿子一同下地干活，正当他弯腰锄地时，突然感到胸背部一阵阵剧烈疼痛，像被"棍棒猛烈击打"一般，疼痛剧烈难忍。只见简大爷面色苍白、大汗淋漓、呼吸急促，弯着腰用手紧紧捂住胸口，在一旁的儿子见状赶紧扶着简大爷躺下，并快速拨打120。很快救护车赶到，医护人员用担架将简大爷抬上车后，给简大爷吸氧，并不断安抚简大爷不要紧张，这时简大爷情绪稍稳定，医护人员监测生命体征发现简大爷血压高达220/140mmHg，心率也很快（110 次 /min）。立即给予硝普钠及艾司洛尔，进行降压、降心率治疗，并给予吗啡注射镇静、镇痛。没过多久，简大爷面色逐渐红润起来，疼痛也较前明显缓解。很快，简大爷就被送到了医院。

经过医师询问病史并完善相关检查后，发现简大爷这次突发胸痛的原因是主动脉夹层发作，这是主动脉疾病中最常见的凶险疾患。通常是由于主动脉内膜破裂，主动脉腔内的血液从主动脉内膜撕裂处流入主动脉中膜，使中膜分离，继发形成真腔或假腔，导致主动脉夹层的出现。主动脉夹层最常见的危险因素是高血压，多见于 60%～75% 的高血压患者，且多数患者血压控制较差。长期的高血压可以促进主动脉内膜增厚、钙化和外膜纤维化，这些结构的变化将会改变主动脉壁的弹性，使得管壁变硬容易破裂，一旦血压增高，血流冲击主动脉壁的压力增大，就容易使变硬的内膜破裂，进而诱发夹层。简大爷长期患有高血压，虽然长期服用降压药治疗，但是血压控制不佳，长期的高血压引起主动脉血管壁的改变，当其弯腰干活时，血压及主动脉壁压力的增加诱发了主动脉内膜的破裂，进而引发主动脉夹层形成。主动脉夹层病情凶险，严重者会引起主动脉破裂，常危及生命，必须紧急救治。最终，简大爷在积极药物治疗的基础上，接受了主动脉夹层腔内隔绝术，术后恢复良好并很快就出院了。

主动脉夹层是一种威胁患者生命安全的心血管急症，因此我们需要适当地了解一些主动脉夹层发作时的典型症状及急救原则，提高对这个疾病的认识和警惕度，及早将患者送到医院进行救治，就可以为患者争取更多的救治时间。

关于主动脉夹层应该知道的重点

◎ 快速识别主动脉夹层发作

患者常有以下基础疾病或危险因素：如高血压、遗传性胸主动脉疾病（马方综合征、家族性主动脉瘤、勒斯 - 迪茨综合征、埃勒斯 - 当洛综合征）、先天性疾病（性腺发育不全、主动脉缩窄、法洛四联征）、穿透性动脉粥样硬化性溃疡、感染性疾病（动脉炎、梅毒）、吸毒、车祸、主动脉手术等。

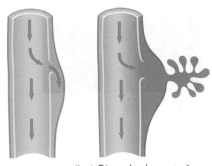

主动脉内膜破裂，高速的动脉血进入内膜下，主动脉内膜不断向下撕裂，形成夹层动脉瘤

患者发病时常有以下表现：疼痛是主动脉夹层最常见的首发症状，见于97%的患者，疼痛突然发作并立即达到最严重程度，剧烈的疼痛难以忍受，呈刀割或撕裂样疼痛，疼痛可放射至胸背部、腹部或腰部。少数患者出现腹痛症状，有时还伴有严重的恶心、呕吐，这是由于夹层累及了腹腔脏器。

195

急性主动脉夹层容易被误诊，导致救治不及时。没有医学专业背景的人员可综合以上两点，需要考虑存在主动脉夹层发作的可能。

◎ 卧床休息，安抚患者，吸氧

1. 让患者躺下休息，避免活动造成血压波动。
2. 陪伴患者，尽量安抚患者焦躁、紧张的情绪。
3. 给予鼻导管或面罩吸氧。

◎ 监测患者血压、心率，给予降压药等治疗

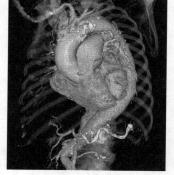

主动脉夹层的 CT 图片

使用电子血压计检测患者的血压、心率，若发现血压明显升高（＞ 140/90mmHg），可让患者服用自备的降压药物（如硝苯地平）；若心率明显增快（＞ 100 次 /min），可服用 β 受体阻滞剂（如美托洛尔）降低心率。治疗目标是使收缩压控制在 110 ～ 120mmHg，心率 60 ～ 75 次 /min。通过降低血压和心率，能有效地稳定或终止主动脉夹层的继续分离，使症状缓解、疼痛消失。

◎ 尽快送往医院

急性主动脉夹层 24 小时内病死率高，危害性极大，一旦考虑发生该病，应立即将患者送至医院紧急救治。

何时需要专业帮助

急性主动脉夹层是一种高度致命的疾病，在对患者做好以上注意事项及处理后，需要尽快将患者送到医院 ICU 病房内密切监护，由专业的医护人员开展救治。增强 CT 扫描已成为诊断主动脉夹层最常用的方法，通过完善增强 CT 扫描，可对该病进行明确诊断和疾病分型。对于确诊的急性主动脉夹层患者，需要尽快使用药物降低收缩压，控制心室率，为了更快地降低心室率和左室收缩力，常常会静脉推注 β 受体阻滞剂（如艾司洛尔）或钙通道阻滞药（地尔硫草、维拉帕米）。药物治疗的首要目的在于解除疼痛，并使收缩压控制在 110 ~ 120mmHg，心率 60 ~ 75 次 /min，这样可以有效地减少主动脉夹层的延伸和主动脉破裂的风险。对于 A 型夹层及合并并发症的 B 型夹层，在药物治疗的基础上，还需要接受手术治疗。出院后仍需长期监测血压，并将血压控制在 120/80mmHg 以下。

牢记

做好"一静、二卧、三吸、四药、五送。"

✳ 一静：家属一定要注意让急性主动脉夹层患者保持镇静，这对于缓解病情是很有帮助的，若条件允许（如在医院或救护车上）可给予吗啡，迅速减轻疼痛症状。

❋ **二卧**：家人要注意让急性主动脉夹层患者尽量卧床休息，减少活动，避免血压波动，加重症状。

❋ **三吸**：有条件时可予以鼻导管或面罩吸氧。

❋ **四药**：家人注意监测患者的血压、心率，对于血压明显升高（＞140/90mmHg）、心率增快（＞100次/min），可以给予患者平时常用的降压药物治疗（如硝苯地平、依那普利、氯沙坦等），给予β受体阻滞剂（如美托洛尔等）控制心室率，使收缩压控制在110～120mmHg，心率60～75次/min，这可以缓解患者的病情。

❋ **五送**：主动脉夹层起病凶险，死亡率非常高，必须尽快联系专业医师提供帮助，并及时送至医院进一步治疗。

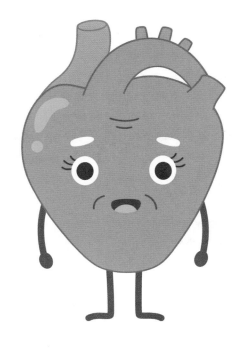

第 十 二 章

心血管疾病急救知识

第一节
突发意识丧失，如何判断心跳停止

公交车司机陈师傅，在驾驶过程中突发严重胸痛。他不断地捶胸、剧烈地咳嗽，都没办法缓解，他默默强忍疼痛，将汽车驶离主干道靠边停车。停车后，全车乘客均安全下车，而陈师傅随即下车瘫倒在地上，有两个好心的乘客帮忙报警并拨打120，给他敲背，不离不弃地陪伴他，但他还是很快失去了意识，救护车来接他，送往医院进行抢救，但因为错过了最佳时间，陈师傅还是离开了我们。陈师傅挽救了全车人员的生命，全车人员却救不了他，如果当他发生心脏骤停的时候，有人能迅速判断，及时救治，是不是结果会不一样？

患者突发意识丧失，如何判断心跳停止

◎ 轻拍重唤，评估意识

双手轻轻拍打患者双侧肩膀，并靠近双耳大声呼喊，若没有反应，则为意识丧失。

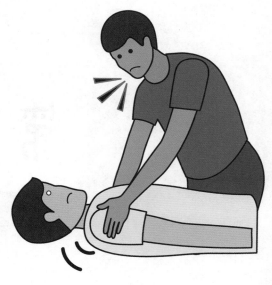

评估意识

◎ 触摸动脉搏动，评估循环情况

触摸颈动脉 / 股动脉搏动。以颈动脉为例，右手示指与中指先摸到气管正中位（喉结的位置），再向内或向外滑动两横指的距离，用指腹触摸动脉搏动。

◎ 观察胸廓起伏，评估呼吸

侧耳靠近患者鼻腔，感受鼻腔有无气流通过，同时，两眼斜视，观察胸廓，有无呼吸起伏。

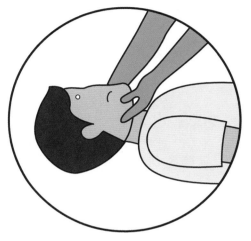

检查生命征

温馨提示

当发现患者倒地，无意识，大动脉搏动消失，无自主呼吸及胸廓起伏，则应立即行心肺复苏。

第二节

突发心脏骤停，
家庭成员如何采取急救措施

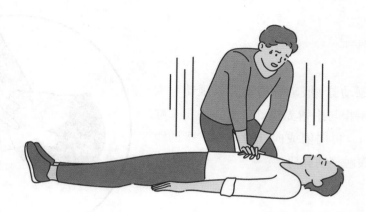

40岁的王先生和妻子正准备下楼散步时，王先生突然感到胸前烦闷、剧烈疼痛，向妻子诉说之后，妻子扶着他站在电梯口休息，很快王先生失去意识、晕倒……妻子顿感手足无措，慌忙间迅速拨打了120急救电话，并在王先生身边陪伴。很快救护车到达现场，医务人员迅速对王先生展开抢救：心电监护、心肺复苏、快速建立静脉通路及电除颤，但经过数小时的奋力抢救，仍未能挽回患者的生命。40岁的生命就这样戛然而止。如果当他发生心脏骤停的时候，及时启动急救，结果会不会不一样？

大家根本想不到，我国每年约有55万人突发呼吸、心搏骤停，平均每1分钟就有1人发生心搏骤停，发生率居世界第一，获救的却不足1%。因为80%以上的心搏骤停发生在院外，而患者被救活的可能性，从发生心搏骤停的那一刻开始，每分钟会下降7%~10%，如果患者发生心脏骤停得不到及时救治，等到救护车达到现场，患者被救活的可能性几乎为零。所以抢救成功的关键，即快速识别患者是心脏骤停，并在黄金四分钟内对患者进行心肺复苏和AED除颤，成功挽救生命的概率很大。

◎ 识别心脏、呼吸骤停

对于非专业人士，通过轻拍重唤的方式，判断患者是否意识丧失。专业人士可再通过触摸颈动脉搏动，评估循环情况；观察胸廓有无起伏，评估呼吸情况（总用时 5 ~ 10 秒）。突发意识丧失，无呼吸或正常呼吸，视为心脏骤停，呼救及立即开始心肺复苏。

◎ 呼救

首先在最短时间内拨打 120 急救电话，同时将患者仰卧于平地上（将患者移至地面），迅速解开衣扣，松解腰带。

◎ 闭胸心脏按压

通过增加胸膜腔内压和直接按压心脏产生一定的血循，配合人工呼吸可为心脏和脑等重要器官提供一定的含氧血液，为进一步复苏创造条件。

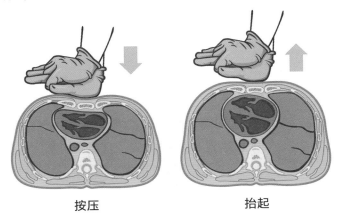

按压　　　　　　　　抬起

闭胸心脏按压

203

按压部位：家人跪在患者身体一侧，两手掌根部重叠按压于胸骨中下 1/3 交界处（两乳头连线与胸骨的交点），手掌根部横轴与胸骨长轴确保方向一致，手指抬起不触及胸壁；按压时，肘关节伸直，借助肩部和背部的力量垂直向下按压。

按压深度：成人胸骨下压至少 5cm，但不超过 6cm；按压与抬起时间大体一致，保持一定节律，且待胸廓充分回弹后才能进行下一次按压。

按压频率：按压频率在 100 ~ 120 次 /min，闭胸心脏按压过程中尽量减少中断，如有必要中断，时间不超过 10 秒。

◎ 开放气道

保持呼吸通畅是复苏成功很重要的一步。颈部无损伤者，采用仰头抬颏法开放气道；颈部损伤者，采用双上颌上提法，清除患者口中的异物、呕吐物和活动义齿。

◎ 人工呼吸

采用口对口人工呼吸，每次吹气持续 1 秒以上，吹气量达到 500 ~ 600ml，且能看清胸廓起伏。每 30 次胸外心脏按压连续 2 次人工通气为一个循环。

判断复苏效果：观察患者意识、皮肤颜色、自主呼吸、大动脉搏动、瞳孔对光反射。

家庭急救 温馨提示

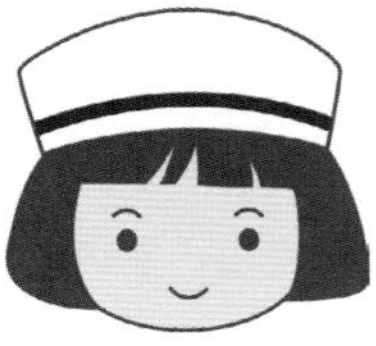

发现有人倒地时，一方面呼叫 120，一方面立即启动心肺复苏。

牢记

做好"一识别、二呼救、三复苏。"

❀ **一识别**：家属发现患者突然无反应，通过刺激患者观察反应，常用轻拍重唤，即双手轻轻拍打患者双肩，并在患者双侧耳朵大声呼唤"你怎么啦？你怎么啦？"判断时间控制在 5～10 秒，非医务工作者可不评估脉搏、呼吸。

❀ **二呼救**：家属应立即拨打 120，告知患者情况，并详细描述家庭住址。同时，将患者置于硬地面或硬地板上，松解患者衣物及腰带。

❀ **三复苏**：家属立即对患者进行心肺复苏，建立人工循环。

第三节
急性心力衰竭，
掌握家庭紧急处理方法，关键时刻能救命

正准备午睡的李大爷突然呼吸急促、难以呼吸，李大爷焦急地唤醒老伴张婆婆；只见李大爷端坐床头，面色苍白、大汗淋漓、呼吸急促、咳嗽、咳泡沫痰，**张婆婆让自己冷静下来，把李大爷扶坐床沿，双腿自然下垂，不断安抚李大爷，快速拿出手机拨打 120 急救电话，明确告知老伴的症状、病史及准确的家庭地址。随后，张婆婆快速拿出家里的硝酸甘油片让李大爷舌下含服，打开家用制氧机让李大爷吸氧，再用比较粗大的橡皮筋把李大爷的左右大腿间隔几分钟交替地捆起来。**李大爷心累、气促逐渐缓解下来，很快救护车到达，医护人员抬着担架把李大爷送到就近的医院进一步救治。因张婆婆急救处理得当，为李大爷赢得了时间，很快，李大爷就出院了。

李大爷出现的这种症状，医学上称之为急性心力衰竭（简称急性心衰），是所有心脏疾病患者最容易出现的问题之一，急性心衰可以在原有慢性心衰的基础上急性加重或突然起病，发病前患者多数合并有器质性心血管疾病，如瓣膜性心脏病、冠心病、心肌炎、高血压、心律失常等。急性心衰常危及生命，必须紧急抢救。如果我们能适当地掌握一些急性心力衰竭发作时的急救本领，就可以为患者争取更多的救治时间。

◎ 快速识别急性心衰发作

患者有基础心脏疾病病史：如冠心病、心律失常、高血压、心脏瓣膜病、慢性心衰病史等。

患者发病时有以下表现：如呼吸困难、不能平卧、端坐呼吸、大汗淋漓、四肢湿冷、烦躁、咳嗽、常咳出泡沫样痰（严重者可咳出大量粉红色泡沫痰）等。

没有医学专业背景的人员可综合这两点快速识别是否为急性心衰发作。

◎ 安抚患者，尽快缓解患者的紧张情绪

1. **语言安慰** 轻柔呼唤患者名字，告知不要紧张，很快就会好的，医师马上就到了等。安抚者尽快冷静，语气轻柔、坚定，肢体动作轻柔，传递乐观情绪。

2. **抚触安慰** 轻抚触患者面部、手部、肩部等部位，使患者心理放松，身体舒适。

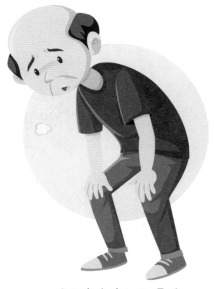

心脏病患者突然出现呼吸困难要警惕急性心衰发作

207

3. 药物 有条件者可给予硝酸甘油舌下含服，同时告知患者，舌下含服硝酸甘油一会儿就好了，增加患者信心。因为情绪激动会增加心肌氧耗量，加重心衰。

◎ 让患者采取坐位，双腿自然下垂

靠坐在床边或舒适的椅子上，双腿自然下垂，这样可以有效地减少下肢静脉血液向心脏回流，减轻心脏负担（像案例中张婆婆把李大爷双下肢交替捆绑加压也是这个原理，但要注意捆绑时间不要太久，以免造成下肢缺血）。

◎ 家中如有吸氧条件可立即让患者吸氧

氧气最好能经过含有少量酒精的湿化液湿化后吸入。因为酒精挥发可减少肺泡液体渗出，以缓解心衰的呼吸困难（50%～75% 浓度的酒精，少量即可，直接加在吸氧装置的氧气湿化瓶中即可，注意：平时对酒精过敏的人不宜使用该方法，以免加重病情）。

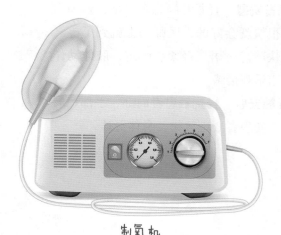

制氧机

◎ 急性心衰发作时可舌下含服硝酸甘油、异山梨酯等药物扩张血管

由于扩张血管药物会导致血压降低，通常收缩压 > 110mmHg 的急性心衰患者可以安全使用；收缩压在 90 ~ 110mmHg 的患者应谨慎使用；收缩压 < 90mmHg 的患者则禁忌使用。其他药物如地高辛、利尿药、支气管解痉剂等，需在专科医师指导下才可使用。

家庭急救 温馨提示

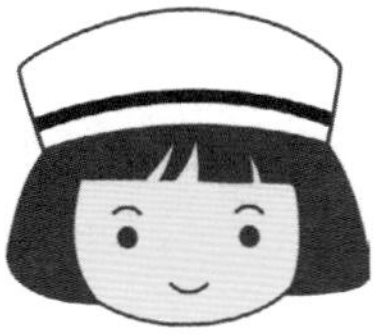

急性心力衰竭是心血管疾病的急危重症之一，只有少部分轻症的急性心衰患者可望通过有经验的家庭自救方法获得缓解，绝大多数急性心衰患者须到医院由医师指导抢救。因此建议急性左心衰发作的患者或家属在积极进行家庭自救的同时，尽快联系专业医师提供帮助，为患者治疗争取时间，及时送至医院进一步治疗。

牢记

做好"一静、二坐、三吸、四药、五送。"

✳ **一静**：家属一定要注意让急性心力衰竭患者保持镇静，这对于缓解病情是很有帮助的，若条件允许（如在医院或救护车上）可给予吗啡注射，迅速减轻症状。

✳ **二坐**：家人要注意让急性心力衰竭发作患者保持坐位或者是半卧位，尽量让患者两腿下垂，这样可以减少下肢静脉回流，减轻症状。

✳ **三吸**：缺氧是急性心力衰竭发作时的常见症状，故吸氧是有效的急救措施。若有条件可以给患者及时供氧（面罩给氧优于鼻导管给氧），如条件不允许，则可对患者进行人工呼吸。

✳ **四药**：急性心力衰竭发病急，为防止给患者的身体造成更大的伤害，家人可以在患者发病时给患者用强心药（如地高辛）、利尿药（如呋塞米）、扩血管药（如硝酸甘油）、支气管解痉剂（如氨茶碱）等缓解患者的病情。

✳ **五送**：尽快联系专业医师提供帮助，并及时送至医院进一步治疗。

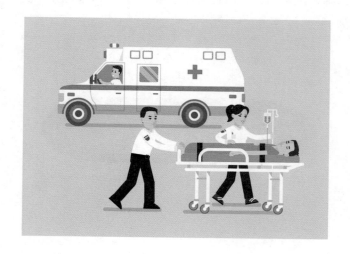

胸痛发作，

掌握家庭紧急处理方法，关键时刻能救命

王叔叔1个月前开始出现胸痛，常突然发作，疼痛难忍，多发于活动之后，休息后好转，就随身准备了硝酸甘油片以备急用。今天在亲戚家做客时，席间突然感觉胸闷、胸痛，顿时大汗淋漓，同时剧烈呕吐。家人见状，立即拿出随身携带的硝酸甘油片让王叔叔舌下含服，扶着王叔叔到床上休息，并拿出手机拨打120急救电话，明确告知症状、病史及准确的家庭地址。很快救护车到达现场，医护人员将王叔叔送到就近的医院救治。接诊医师询问病史后，立即为王叔叔做了心电图检查，结果提示：急性心肌梗死。同时将检查结果上传胸痛中心微信群，医院胸痛中心立即启动绿色通道，通知导管室相关人员做好术前准备。将王叔叔快速送至导管室，急诊行冠状动脉造影术。术中心电监护显示心室颤动，意识丧失。随即，医护人员立即进行闭胸心脏按压同时电除颤2次，心电监护转为正常的窦性心律，王叔叔神志也慢慢恢复了。植入一枚支架，完成血运重建，王叔叔终于转危为安。王叔叔自备硝酸甘油片，家人自救处理得当，为王叔叔赢得了抢救时间，虽然介入手术过程惊险，但是总算平安度过，王叔叔康复后就出院了。

王叔叔的这种症状医学上称为胸痛发作，是冠状动脉供血不足、心肌急剧的暂时缺血与缺氧所引起的、以发作性胸痛或胸部不适为主要表现的临床综合征。这种疼痛是心脏缺血反射到身体表面所感觉到的，特点为前胸阵发性、压榨性疼痛，可伴有其他症状，疼痛主要位于胸骨后部，可放射至心前区与左上肢，劳动或情绪激动时常发生，每次发作持续3~5分钟，可数日1次，也可1日数次。如果我们能适当地掌握一些胸痛发作时的急救技能，就可以为患者争取更多救治时间。

关于胸痛应该知道的重点

◎ 快速识别胸痛发作

经典的诱发方式：活动后，饱餐后，劳累后，骑车时，上坡、上楼时，都是心绞痛的典型诱发方式。

经典的发病部位：心绞痛好发部位，多以常见的心前区、胸骨后、后背处，左肩和颈部较为多见。

经典的发病特点：心绞痛往往发病时间较短，数分钟到半小时，很少超过半小时，也很少是一两秒钟！活动后发病，休息后缓解，也是心绞痛典型的缓解特点！

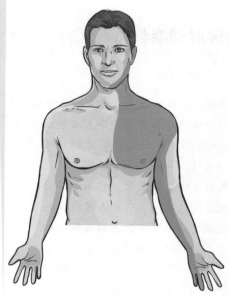

缺血性胸痛的分布范围

◎ 遇到家人胸痛应该怎么做

若家人突然出现剧烈胸痛、大汗淋漓，甚至突然心跳、呼吸停止，遇到这种情况，家属们往往慌了手脚，乱作一团，不但没有对患者进行有效的急救，甚至因为一些错误做法反而加速了患者的死亡。下面就让我们了解一下，胸痛发作时，哪些是我们应该做的，而且是能够做到的。

立即休息：患者首先应立即停止一切活动，坐下或卧床休息，禁止奔走呼救或步行去医院。如在室外，应原地蹲下休息。因为静止可以减少心脏的负荷，从而减少心肌耗氧量，延缓心肌细胞因缺氧而坏死。同时，精神应放松，不要过分紧张，如在冬季野外发病时应注意保暖。

通畅呼吸：顺畅、有效的呼吸对胸痛发作的患者尤为重要。应该立即开窗通风，保持室内空气新鲜。同时解开患者衣领，及时清除其口腔内的呕吐物，以免误吸造成气道阻塞。家属还应不断安慰患者，避免过度紧张造成气道痉挛，引起窒息。有条件者可立即给氧。

硝酸甘油：有冠心病病史者应常备急救药物。一旦胸痛发作，可立即舌下含服硝酸甘油1片或速效救心丸5粒，约1~2分钟就能奏效，作用持续约半小时。或含服异山梨酯1~2片，一般5分钟起效，持续作用2小时。

胸痛发作时，一般人在休息及服用硝酸甘油几分钟后症状即可缓解；如不然，则考虑心肌梗死的可能。此时硝酸甘油片可增至3~5分钟用1次。

心肺复苏：胸痛发作最凶险的一种类型和最常见的死亡原因是心脏骤停。由于患者原来就患有较为严重的冠心病，不管是否有胸痛、心慌等自觉症状，均可随时猝死，如日常生活中、旅行途中、工作时或治疗就诊期间等。对于一位心脏骤停患者来说，及时给予现

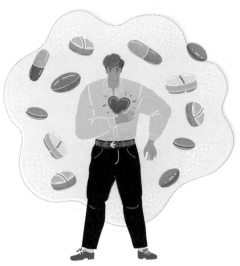

冠心病患者应该在家常备
硝酸甘油片

场急救，可能使其"起死回生"；如果超过 4 分钟未获得急救，则脑细胞可因严重缺血、缺氧而坏死，患者几乎没有生还的可能，即使存活下来，也大多是植物人。对心脏骤停者应立即就地行心肺复苏，具体操作步骤请参见相关章节的内容。

家庭急救
温馨提示

当患者胸痛发作时，一定要让患者平卧，不要随意搬动，不要急于就诊，更不能勉强扶着患者、自行开车或"打的"前往医院。可在家中按上述方法首先急救，如果是心绞痛发作，经过处理可缓解。如果是心肌梗死则不缓解，必须在第一时间拨打 120，与急救中心取得联系。如发生心脏骤停，立即进行心肺复苏和人工呼吸，直至医师到来。

牢记

牢记做好胸痛发作家庭急救"8 字诀"，简单说来即"静、卧、呼救、吸氧、服药"。

✿ **静**：胸痛发作后患者应该冷静，尽量避免紧张和焦虑。

✿ **卧**：就地采用卧位或半卧位休息，不能随意活动或自行前往医院就诊。

✿ **呼救**：同时立即呼叫有除颤设备的专业急救人员（拨打 120 急救电话）。

✿ **吸氧**：要保持房间良好的通风，有条件者可以吸氧气。

✿ **服药**：服用相关的急救药物，常用的有效药物是硝酸甘油片或速效救心丸，患者胸痛发作时舌下含服。

时间就是生命！掌握正确的胸痛发作急救方法，可以在突发状况时为自己和他人赢得宝贵的救援时间。

健康的生活方式

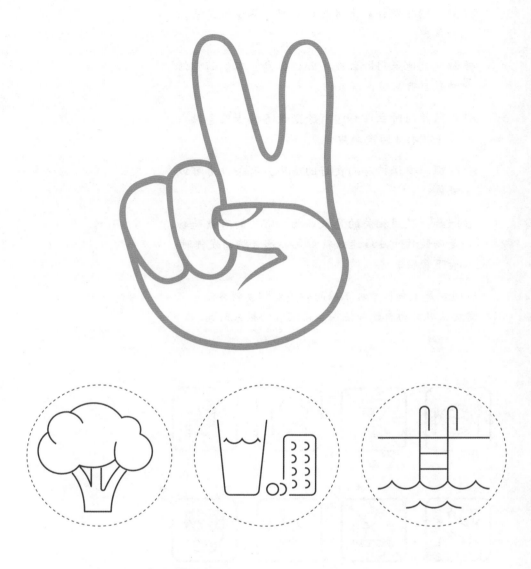

选择健康的生活方式，
健康伴终生！

心脏健康密码
Xinzang Jiankang Mima

图书在版编目（CIP）数据

心脏健康密码 / 晋军主编. — 北京：人民卫生出版社，2023.3（2024.8 重印）

ISBN 978-7-117-33910-0

Ⅰ. ①心… Ⅱ. ①晋… Ⅲ. ①心脏血管疾病 – 防治 – 普及读物 Ⅳ. ①R54-49

中国版本图书馆 CIP 数据核字（2022）第 201464 号

人卫智网	www.ipmph.com	医学教育、学术、考试、健康，购书智慧智能综合服务平台
人卫官网	www.pmph.com	人卫官方资讯发布平台

心脏健康密码
Xinzang Jiankang Mima

主　　编：晋　军
出版发行：人民卫生出版社（中继线 010-59780011）
地　　址：北京市朝阳区潘家园南里 19 号
邮　　编：100021
E - mail：pmph @ pmph.com
购书热线：010-59787592　010-59787584　010-65264830
印　　刷：北京华联印刷有限公司
经　　销：新华书店
开　　本：710×1000　1/16　印张：14.5
字　　数：244 千字
版　　次：2023 年 3 月第 1 版
印　　次：2024 年 8 月第 2 次印刷
标准书号：ISBN 978-7-117-33910-0
定　　价：78.00 元

打击盗版举报电话：**010-59787491**　E-mail：**WQ @ pmph.com**
质量问题联系电话：**010-59787234**　E-mail：**zhiliang @ pmph.com**
数字融合服务电话：**4001118166**　E-mail：**zengzhi @ pmph.com**

48